Spend each day

WITH YOU

陪你度过每一天

乳腺癌全程治疗与护理

王少华　主编

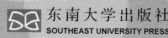

东南大学出版社
SOUTHEAST UNIVERSITY PRESS
·南京·

图书在版编目（CIP）数据

陪你度过每一天：乳腺癌全程治疗与护理 / 王少华

主编. —南京：东南大学出版社，2016.2

ISBN 978-7-5641-5757-9

Ⅰ. ①陪… Ⅱ. ①王… Ⅲ. ①乳腺癌 — 治疗 ②乳腺癌
— 护理 Ⅳ. ①R737.905 ②R473.73

中国版本图书馆CIP数据核字（2015）第111601号

陪你度过每一天——乳腺癌全程治疗与护理

主　　编	王少华
出版发行	东南大学出版社
社　　址	南京市玄武区四牌楼 2 号（邮编：210096）
出版人	江建中
责任编辑	张　慧
经　　销	全国各地新华书店
印　　刷	扬中市印刷有限公司
开　　本	787mm × 980mm 1／16
印　　张	15.25
字　　数	260 千字
版　　次	2016 年 2 月第 1 版
印　　次	2016 年 2 月第 1 次印刷
书　　号	ISBN 978-7-5641-5757-9
定　　价	36.00 元

本社图书若有印装质量问题，请直接与营销部联系，电话：025-83791830

编写委员会

顾问： 黎介寿　卢光明

主编： 王少华

编委： （按姓氏笔画排序）

马惟俭　王婧洁　仇晶晶　叶　晔　任仕维　刘冰斌

严　薇　苏　钰　李　培　杨　贞　张晓薇　陈芳芳

苗　佳　周雅丽　郑佳佳　夏文文　倪黎登　高　勇

曾慧娟　谢　媛　鲍书欣　蔡晨阳

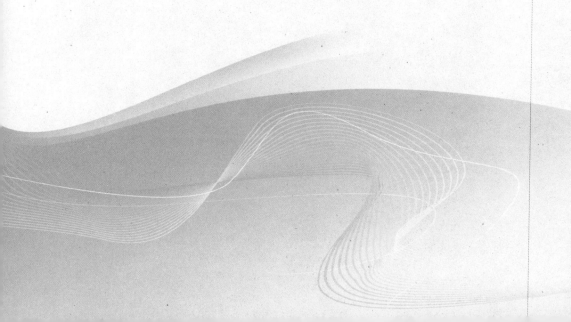

序一

　　《陪你度过每一天》是一本科普书，可以让人们了解乳腺癌的发生、症状、诊断方法与治疗结果，以期做到早期发现，及时治疗，获得最佳效果。最主要的目的是为人们尤其是为患有乳腺癌的人揭开乳腺癌的神秘面纱，去除对乳腺癌的恐惧心理，懂得怎样配合检查与治疗。

　　乳腺癌是妇女常见的一种癌，男性也可以发生，但少见。乳房是一体表器官，是人们自己可以触摸的部分，不像其他体内的器官有病变时，有待症状明显或经检查后始被发现。因此，如乳房有不适或肿块时，易被发现，且乳头也可有些显示，如出现异常的分泌，在妊娠或哺乳期外，出现有分泌物或有血性液体。这些都提示有疾病的可能，需要到医院作进一步检查，争取早期诊断与治疗。

　　乳腺癌有家族遗传的可能，因此，如在嫡系家族中曾出现过乳腺癌患者的妇女，更应注意乳房是否有异常的现象，及时进行进一步的检查。

　　这本书较多地谈到各种检查、治疗方法。目的是使人们对乳腺癌的发现、诊断与治疗有所了解，以便更好地配合医师的检查、治疗，而不是让病人自我选择、决定检查与治疗的方法。人的身体结构是复杂的，至今也没有完全了解清楚。各种功能之间的相互作用、影响也是错综复杂的。有关乳腺癌的方方面面，不是一本科普资料所能详细涵盖的。因此，这本书的唯一希望是让人们或患乳腺癌的人，对患有的疾病获得相应的知识，去战胜它。

2015 年 10 月

序二

　　王少华博士针对乳腺癌诊治过程中的基本知识和病人可能存在的疑虑，从专业指导和人文关怀方面进行解惑，主编了《陪你度过每一天》这本科普书。

　　该书详细描述了乳腺癌的早期症状、不同阶段的临床特点及钼靶摄片等影像检查的适应症，从而阐明通过自我检查、乳腺专科医师检查及钼靶摄片等方法可以实现乳腺癌的早期诊断。同时从病因、病理分类、分子分型、TNM 分期等对乳腺癌的发生和不同类型、时期的特点进行了深入浅出的解读，让病人对其有初步了解。对新辅助治疗（术前）、手术治疗、辅助治疗（术后）等的主要适应证、治疗原则、方法方案、副作用或并发症进行了全面详细的论述，分子医学的最新进展也体现其中。尤其是对乳腺癌病人的心理、生理问题及护理、康复中出现的情况，同样予以了充分的阐述。

　　王博士在临床一线长期专攻乳腺癌治疗，她是国家 973 项目"基于影像实时动态多元分子分型的乳腺癌精准诊疗关键技术研究"的学术骨干。她熟悉乳腺癌诊治的最新进展，临床经验丰富，因而她从病人角度提出的问题就非常贴近实际。她以问答的形式，采用通俗易懂的语言化解深奥的专业知识，使病人和医师之间语言通畅，缩小了医患间基本知识的差距，信息趋于对称，有助于提高病人对各种检查、治疗包括用药及护理的认识、理解，增进认同度，从而可以共同积极应对各种问题，让病人能愉快地接受合理的诊治方案，提高战胜疾病的信心。通过阅读，病人在乳腺癌的早期诊断、早期治疗及诊治康复各环节上易于积极全面参与，有利于改善生存质量，提高疗效。

　　愿此书成为乳腺癌高危人群及患者释疑的专病知识大全。

2015 年 9 月

前言

近年来，随着人们健康意识的提升，普通大众对乳腺疾病及乳腺癌的重视程度有了显著的提升；另外陈晓旭、姚贝娜等罹患乳腺癌的明星病情被相继报道后，乳腺癌更是被披上了神秘恐怖的面纱；我们的门诊量激增，患者及家属迫切地想了解"什么样的人容易得乳腺癌？""我会不会得乳腺癌？""得了乳腺癌，我怎么办？"等一系列问题。然而，一方面，在门诊及临床工作中，时间实在有限；另一方面，随着乳腺癌临床及基础研究的不断深入，乳腺癌的预防、诊疗以及乳腺癌全程管理理念均有了里程碑式的飞跃，患者想了解的问题，并不能用简简单单的两三句话讲清楚。因此，我们便萌生了编写乳腺疾病及乳腺癌相关知识科普书的想法，以期每个病患的问题都能得到满意且详细的回答。

正如本书的书名"陪你度过每一天"，本书详细地解答了乳腺疾病的相关发病机制、诊断、治疗及随访过程中存在的各种医疗、护理及心理等相关问题，一问一答的形式更易为普通大众所接受，读者可直接根据自己的疑惑寻找相应的答案；内容详实、丰富，将最新的诊疗理念提供给患者；中医中药治疗部分则由专业的中医学专家编写，希望能有效地指导患者的日常饮食及中药调理。

在编写过程中，我们引用了大量截止到目前最新、最权威的研究成果，确保呈现在书中的内容的时效性、权威性和可靠性。因此，本书也可作为初级教程，帮助青年医生更好地了解乳腺癌最新的临床研究进展及乳腺癌全程管理理念，激发他们不断探索的热情，积极投身于乳腺癌临床及基础研究中，为促进乳腺癌预防、诊疗及预后的发展贡献自己的力量。

　　乳腺癌相关基础研究及临床研究在不断发展，本书所涉及的知识也在不断的更新中，我们也在时时关注着乳腺癌研究的更新，为本书的再版做丰富的功课。

　　纸质图书即将出版之即，我们也深刻的认识到，当今社会是信息及网络飞速发展的时代，乳腺疾病及乳腺癌相关科普知识的推广仅靠纸质书籍是远远不够的，必须依靠信息网络技术，利用微信、微博、公众网站等网络平台，才能更好地构架医患沟通的桥梁。我也相信，利用网络平台进行实时乳腺癌患者咨询、教育及最新乳腺癌相关科普知识、研究进展推广的愿景必将实现。

　　本书编写团队由本组医生、在读研究生及护理人员组成，水平有限，书中可能存在纰漏和瑕疵，望各位前辈及同道不吝赐教，我们将及时修正。

王水华

2015 年 8 月于南京

目录

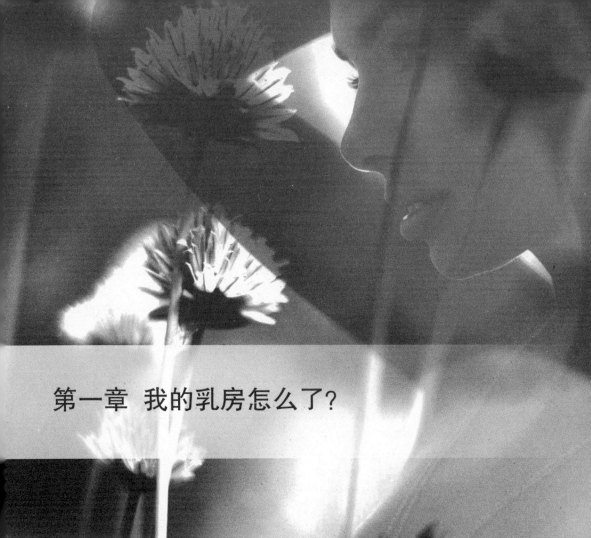

第一章 我的乳房怎么了？

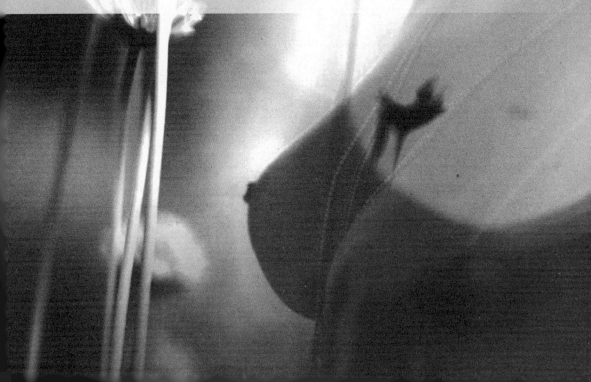

1. 我发现乳房上有一个肿块，该怎么办？

在乳腺自查过程中，如果发现存在乳房肿块，首先不要过度惊慌。大量临床研究表明负面情绪反而会使病情向不好的方向发展。发现乳腺肿块后应尽快到医院请医生进行诊断，配合医生治疗，这样会取得很好的治疗效果。

2. 我的乳房皮肤出现异样，是怎么回事？

乳房皮肤异常多由乳腺病变引起，乳腺疾病是一种让女性痛苦不堪的常见病、多发病，可分为乳腺炎、乳腺增生、乳腺纤维瘤、乳腺囊肿、乳腺癌五大类。

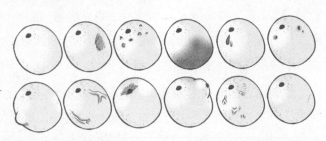

乳腺皮肤异常可有以下几种表现：

（1）皮肤发红：患有急、慢性乳腺炎时，乳腺皮肤可出现红肿。炎性乳癌患者亦可出现皮肤红肿。由于其皮下淋巴管被癌栓堵塞，引起癌性淋巴管炎，此时皮肤颜色由淡红到深红，开始比较局限，随之扩展至大部分乳房皮肤，同时伴皮肤水肿、增厚以及皮肤温度升高等现象。

（2）皮肤水肿：由于乳腺皮下淋巴管被肿瘤细胞阻塞或乳腺中央区被肿瘤细胞浸润，使乳腺淋巴管回流受阻，淋巴管内淋巴液积聚，皮肤变厚，毛囊口扩大、深陷而显示"橘皮样改变"。在肥胖、下垂的乳房常见其外下方有轻度皮肤水肿。如双侧对称，乃因局部循环障碍所致；如为单侧，则要警惕患乳腺癌的可能。

（3）皮肤黏连：乳腺位于深、浅两层筋膜之间，浅筋膜的浅层与皮肤相连，深层附于胸大肌浅面。浅筋膜在乳腺组织内形成小叶间隔，即乳房悬韧带。当肿瘤侵及这些韧带时，可使之收缩、变短，牵拉皮肤形成凹陷，状如酒窝，故称"酒窝征"。当肿瘤较小时，可引起极轻微的皮肤黏连，不易察觉。此时，需在较好的采光条件下，轻托患乳，使其表面张力增大，在移动乳房时多可见肿瘤表面皮肤有轻微牵拉、凹陷等现象。如有此症状者应警惕乳腺癌的可能，良性肿瘤很少有此症状。

（4）皮肤浅表静脉曲张：肿瘤体积较大或生长较快时，可使其表面皮肤变得菲薄，其下浅表血管、静脉常可曲张。常见于乳腺巨纤维腺瘤和分叶状囊肉瘤。在急性炎症期、妊娠期、哺乳期的乳房也常有浅表静脉曲张。

3. 我的乳头有溢液，正常吗？

乳头溢液可分为生理性溢液及病理性溢液。生理性溢液是指妊娠和哺乳期的泌乳现象，口服避孕药或镇静药引起的双侧乳头溢液及绝经后妇女单侧或双侧少量溢液等。病理性溢液是乳腺疾病的常见症状，是指非生理情况下，与妊娠、哺乳无关的，一侧或双侧来自一个或多个导管的自然溢液。从数月到数年间断性、持续性乳头溢液主要是指病理性溢液。

如果出现的乳头溢液是单侧乳头溢液者，多数跟以下几种乳房疾病有关：

（1）乳腺导管扩张症：患有此病的部分病人，早期首发症状为乳头溢液。溢液的颜色多为棕色，少数为血性；溢液化验检查可见有大量浆细胞、淋巴细胞而无瘤细胞。此病好发于40岁以上非哺乳期或绝经期妇女。发生溢液的乳晕区有与皮肤黏连的肿块，直径常小于3 cm，同侧腋窝淋巴结可肿大、质软、有触痛。若并发感染时，肿块局部有红、肿、热、痛等感染表现。

（2）乳管内乳头状瘤：此病以35～50岁者多见，75%的瘤体发生在邻近乳头的部位，瘤体很小，带蒂而有绒毛，且有很多壁薄的血管，故易出血。化验检查溢液内可找到瘤细胞。有时病人仔细触扪乳房，可发现乳晕下有大小不等质软、光滑、活动性的包块。

（3）乳房囊性增生：以育龄妇女多见。部分病人乳头溢液为草黄色、棕色、血性或无色浆液样，经化验检查溢液内无瘤细胞存在。此病有两个特点：①表现为乳房胀痛，多于早期乳管开始扩张时出现，轻者多不被病人注意，重者可影响工作及生活。②乳房肿块，常为多发，可见于一侧或双侧，也可局限于乳房的一部分或分散于整个乳房。肿块呈结节状且大小不一，质韧不硬，与皮肤无黏连，与周围组织界限清楚，肿块在月经后可有缩小。

（4）乳腺癌：部分乳腺癌病人有鲜红或暗红色的乳头溢液，有时会产生清水性溢液，无色透明，偶有黏性，溢出后不留痕迹，化验检查溢液内可找到癌细胞。45～50岁、70岁左右为此病的两个发病高峰。其起病缓慢，病人在无意中可发现乳房肿块，多位于外上象限或内上象限，无痛，渐大。晚期病变部位出现橘皮样皮肤改变及卫星结节。腋窝淋巴结肿大、质硬，随病程进展彼此融合成团。

4. 我经常出现乳房疼痛，有问题吗？

乳房疼痛包括周期性乳房疼痛（占70%）、非周期性乳房疼痛（20%）、乳房外疼痛（占10%）。一般认为，周期性乳房疼痛与激素水平波动导致的生理性失调有关，与乳腺癌的关系不大。但是如果超过35岁，新出现乳房痛，过去一年又未行乳腺钼靶检查，则需要进行相应检查排除病变。乳房的疼痛程度有轻重之分，因为许多严重的乳房疼痛与心理作用有关，精神放松、转移注意力可以明显缓解。因此，一般而言，只有那些超过数月的、持续性的疼痛，或影响到睡眠和工作，或经过精神放松没有明显效果的患者，可以考虑必要的药物治疗缓解疼痛。

5. 我在腋下摸到一个包块，会有什么问题呢？

腋窝淋巴结可因内部细胞增生或肿瘤细胞浸润而体积增大，是临床常见的体征。引起淋巴结肿大的原因很多，例如感染、肿瘤、反应性增生、细胞代谢异常等。如发现腋下包块后，应注意大小、硬度、表面是否光滑、边界是否清楚以及活动度等情况，并及时就医，进一步明确肿大淋巴结的性质，采取相应的科学处理，会取得很好的治疗效果。

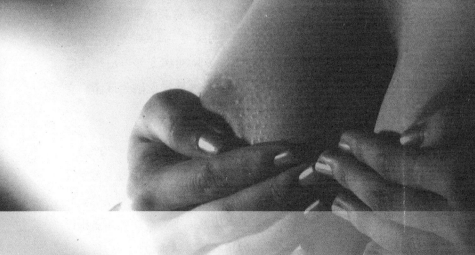

第二章 乳腺疾病的相关检查有哪些？

1. 有哪些检查可以帮助我早期发现乳腺疾病?

乳房的自我检查、乳腺超声检查、乳腺钼靶检查、乳腺磁共振检查等措施均有助于早期发现乳腺疾病。

2. 乳腺超声检查

（1）我为什么要做乳腺超声检查?

超声检查是乳腺检查中一项不可缺少的检查手段,有助于明确病变性质、病灶来源、监测复发情况,以及对治疗效果进行评估等。

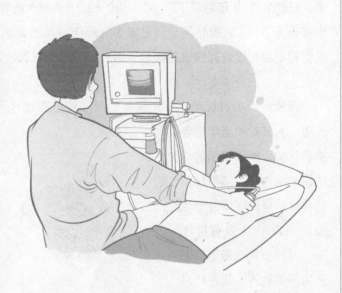

（2）乳腺超声检查有哪些优势?

超声检查的突出优势是能区分病灶的囊性或实性,它对乳腺囊肿的诊断准确率可以高达95%;超声可以通过多角度、全方位的扫描,全面分析病变的形态和性质,检查更为彻底;除了一般的"黑白超声","彩超"的应用也越来越广泛,可以通过彩色多普勒血流信号分析判断病灶内有无不规则血流,从而有助于良、恶性病变的辨别。东方女性的乳腺腺体组织比西方女性小,且普遍较致密,超声检查在发现乳腺肿块方面较 X 线检查敏感性更高,且超声安全无害,尤其适合乳房致密或妊娠期女性的乳房常规检查,以及定期监测乳腺病变的变化。

3.乳腺钼靶检查

（1）为什么要做钼靶检查?

乳腺钼靶成像技术已有近百年的历史，并逐渐成为乳腺癌的普查工具，由此发现了大量的早期乳腺癌，使接受普查人群的乳腺癌病死率下降，其价值已被肯定。研究表明，乳腺 X 线普查虽然不能减少乳腺癌的发病率，却可以使很多早期乳腺癌得到诊断。有研究表明，对于 50 岁以上的妇女，普查 3 ~ 4 年后，乳腺癌死亡率就开始下降，7 年后可下降 40%；50 岁以下的妇女随着随访时间的延长，死亡率也在逐渐下降。乳腺钼靶检查已成为乳腺疾病诊断最常用的检查手段之一，其乳腺钼靶与超声检查乳腺磁共振的应用更为广泛,且与其他乳房检查方法互为补充。

（2）钼靶检查夹得很痛,为什么不用超声检查呢? 两者有什么区别呢?

两种检查各有优势，不能简单的用一种检查替代另一种。钼靶检查对疏松乳房，尤其对中老年患者更具优势，能够显示肿块边缘的毛刺征，清晰显示钙化灶，显示腺体分布全貌以及皮肤是否有增厚等；而超声更适用于致密乳房及年轻人，超声检查可以从不同角度观察到肿块形状，测量肿瘤大小，观察肿块内部强回声光斑及血流情况，鉴别囊性和实性病变，观察到脓肿的液体流动。

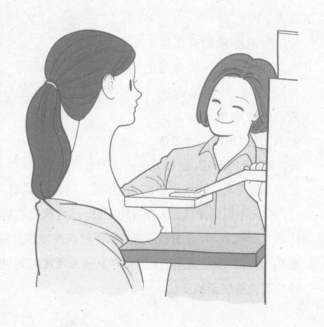

（3）钼靶检查有哪些注意事项？

①乳腺钼靶普查的频率：世界卫生组织及美国癌症协会建议：正常女性，35～50岁应做1次乳腺钼靶检查，根据检查结果，决定其后钼靶检查的频率。50～74岁的应该每2年做1次乳腺钼靶检查。我国女性乳腺癌发病年龄较早，且乳腺癌的发病率相对欧美国家低，一般建议40岁以上女性需到医院乳腺专科进行常规钼靶检查，根据检查结果，结合乳腺癌相关危险因素，决定钼靶检查的频率。

②乳腺压迫成像摄片摆位：乳腺压迫成像是将乳房放置于乳房托板上，再施加适当压力缓慢压迫乳房进行曝光，这主要是由于乳房各部分厚薄不均，而钼靶X线的穿透力较弱，直接照射可出现各部分或曝光过度或曝光不足。因此，压迫乳房使各部分厚薄均匀并减少乳房滑动，可提高成像质量，同时也可以降低放射剂量。受检者在压迫成像的过程中有时会有轻微疼痛，但每次持续时间较短，仅需几分钟即可，是可以耐受的。

标准的乳腺钼靶检查包括双侧内外MLO位及CC位。对于MLO位及CC位显示不良或未包全的乳腺实质，可以根据病灶位置的不同选择以下体位予以补充：外内侧（LM）位、内外侧（ML）位、内侧头足轴（MCC）位、外侧头足轴（LCC）位、尾页（CLEO）位及乳沟位。

③乳腺钼靶检查的局限性：尽管X线检查是目前早期诊断乳腺疾病的主要方法，但也存在一定的局限性。有些女性不适合进行此项检查；乳腺钼靶的X线剂量小，但如果经常照射对人体是有损害的，所以年轻未婚、怀孕期间和哺乳期的女性应尽量少照射X线；2次X线检查相距不足3个月者，最好选择其他方法，以免射线照射过多；乳腺癌术后放置乳房假体，如硅胶假体，X线检查时可能会掩盖病灶，此类患者也不宜用X线检查。另外，X线检查并不能100%地发现乳腺癌。这主要是由于乳腺X线的穿透力有限，乳腺癌术后乳房再造手术引起乳房结构变异，以及致密的乳房使得显像效果不佳，所以仍有5%～15%的假阴性，也就是有部分确确实实的癌肿通过乳腺钼靶检查是发现不了的。乳腺钼靶检查也有一定的盲区，容易遗漏位置较高、较深及乳房尾部的病变。任何一项检

查项目都是为了帮助临床乳腺专科医师做出诊断,从而协助下一步的诊断和治疗。任何一项检查结果,都应该结合患者病史、体格检查、实验室检查做出综合分析和判断。患者切勿在一知半解的情况下,根据某一项检查结果而胡乱猜疑。

4.乳腺核磁共振检查

(1)为什么要做乳腺核磁共振检查?

常规的 X 线钼靶、B 超检查在诊断乳房疾病中有着极其重要的作用,但是,在发现和评估乳腺良恶性病灶、对乳腺癌的分期、制定治疗方案、治疗后随访和肿瘤生物学行为等方面仍存在一定的局限性。乳腺钼靶对脂肪型乳腺病灶检出率高,但对致密型乳腺的病灶检出率相对较低,且其诊断的特异性较差,容易漏诊或误诊;B 超容易发现乳腺的占位性病变,但对小病灶的性质鉴别仍有一定的困难。所以乳腺核磁共振检查在乳腺疾病检查和筛查中具有不可或缺的地位,是对常规 X 线钼靶、B 超检查很好的补充。

(2)乳腺核磁共振检查有哪些优势呢?

磁共振成像具有良好的软组织对比度,且能三维立体观察病变。可以清晰地显示乳腺病灶的位置、边缘、信号强度、侵犯范围和肿块内部信息,为乳腺疾病的诊断提供更加丰富的证据。乳腺 MRI 通过高场强的 MRI 设备、乳腺专用线圈和脂肪抑制等技术可获得乳腺病变的清晰图像,利于分析乳腺病灶的形态改变、信号特点,同时可静脉注射顺磁性的钆螯合物,行 MRI 增强成像,以获得病灶的血流动力学变化来鉴别良、恶性病变。此外,MRI 和 B 超一样是一种无创无害的检查方式。

5.乳腺疾病的病理学检查

(1)医生给我做了乳房体检、超声检查、钼靶检查,为什么还要做乳房包块穿刺术病理学检查?

病理学是目前肿瘤诊断学中最为广泛应用和准确可靠的方法。常用的方法有细针穿刺细胞学检查、乳腺空芯针活组织学检查、局部肿块切除活组织检查等。

（2）乳房包块穿刺术检查会增加乳腺癌转移的几率吗？

事实上对肿瘤的各种刺激，包括一般的机械挤压、手术等都可能导致肿瘤细胞脱落并进入血液循环，但这并不一定发生转移，因为机体免疫系统会很快将它们杀灭。研究发现乳腺癌的转移主要还是与肿瘤和机体内环境本身的因素有关。大量资料证实穿刺活检和不做穿刺而直接手术的乳腺癌患者的疗效没有差异。所以乳腺的穿刺活检是一种安全而可靠的诊断方法，病人不必担心它会造成癌症的转移。一旦穿刺活检证实为癌，患者应积极配合医生及时的进行正规的治疗。

（3）可以通过乳腺包块切除术诊断乳腺癌吗？

通过手术将乳腺肿块完整切除送病理检查，可以获得良、恶性诊断。术中快速病理可以快速获得病理结果，但是存在一定的假阳性率，术后石蜡标本病理切片检查是乳腺癌诊断的金标准。

（4）为什么要做乳头溢液涂片病理细胞学的检查？

乳头溢液，尤其是血性溢液，主要意义在于它可作为乳腺癌的早期征象而有利于乳腺癌的早期诊断。其重要性仅次于乳腺肿块，当患者出现乳头溢液时，需到医院进行乳头溢液涂片细胞学检查，以排除或确定恶性病变。该方法简单快捷，仅需挤出少量乳头溢液，涂片后即可在显微镜下寻找病变细胞。

（5）什么是经麦默通乳腺包块穿刺活检术？有何优势？

麦默通真空辅助乳腺微创旋切系统由美国强生公司研制开发，是目前最先进的微创活体组织检查系统，它主要是由旋切刀和真空抽吸泵两大装置组成，对乳腺可疑病灶可进行重复切割，以获取乳腺的组织学标本，为乳腺癌发现和诊断提供了更多、更好的方法，同时也为良性肿瘤的微创切除提供了技术基础。

其优势在于：

· 精确定位，准确切除病灶：深部病灶及直径仅 5 mm 的微小肿瘤也可准确切除，以往这类肿物虽然超声能够发现，但临床触诊不能触及定位，只能观察，等其长大后再进行手术，或进行大范围切除。

· 切口微小，美容效果好：相对于传统手术 3 ~ 5 cm 的切口，麦默通手术切口只有 2 ~ 5 mm，无需缝合、不留瘢痕；而且同一侧乳房多个病灶可以通过一个切口切除（3 个以下，距离不超过 10 cm）。避免了切开皮肤、皮下组织和正常腺体，组织损伤小，恢复快，对于乳腺深部肿瘤和肥胖患者，优势尤为明显。

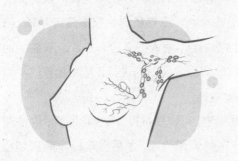
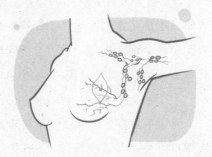

麦默通微创检查创面　　　　　　　　　普通活检创面

· 高科技技术，确保安全：独特的空芯穿刺针设计，手术全程只需穿刺一次，避免重复多次穿刺导致的肿瘤组织脱落的针道转移。

· 诊断更准确：对可疑病灶的活体组织检查可取得大而连续的标本，一次穿刺所取样本量为传统空芯粗针的 8 倍，降低 50% 的病理假阴性率（因标本量少、局限，造成恶性肿瘤细胞不被发现而误诊为阴性）；而且活体组织检查部位可放置标记夹，随时观察病灶有无恶变。

· 感染率低，更经济：常规手术切口应用电凝止血容易引起脂肪液化，手术缝线作为异物存留切口中，均易引起切口感染和愈合不良；麦默通手术对正常组织的损伤小，无任何异物残留体内，感染风险显著减低，节约抗感染成本。

· 手术快速方便：手术时间短、疼痛轻，单个肿物仅需 10 ~ 30 分钟，术后即可自由活动。

6. 乳腺疾病的其他检查方法

（1）为什么要做乳腺导管镜检查？

乳腺导管镜（乳管镜）检查就是通过乳头溢液患者的溢液导管在乳头的开口插入外径为 0.75 mm 或 0.45 mm 的光导纤维，利用电视屏幕直接观察溢液导管上皮及导管腔内的情况，直接发现病变，记录病变并予以体表定位，必要时还可对可疑病变进行活检。它是一种无损伤的纤维内镜检查方法，是目前乳头溢液患者病因诊断最有效和直观的方法，为需要手术的患者提供了有价值的术前诊断和明确的肿瘤定位，也使部分患者避免了不必要的切除活检。

（2）PET-CT是一种昂贵的检查，是不是比其他检查更容易早期发现乳腺疾病呢？

PET-CT 是正电子发射断层显像／电子计算机体层成像技术，它是利用正常组织与肿瘤组织代谢上的差异对肿瘤组织作出诊断，具有较高的灵敏度和特异性。它对小于 1 cm 的原发肿瘤、生长缓慢的肿瘤、低摄取的肿瘤诊断价值有限；对腋窝淋巴结转移的敏感度低（20%～84%），但特异性较高（94%～100%），而对内乳及锁骨上淋巴结转移有帮助，尤其在确定不同治疗方案的时候；虽然 PET-CT 在乳腺癌原发灶和区域淋巴结分期中的应用研究很活跃，但目前的多数治疗指南和文献都不支持 FDG PET 或 PET-CT 用于乳腺癌Ⅰ／Ⅱ期病人，而对于初诊局部病期较晚，特别是伴有远处转移的属于 PET-CT 的适应证；PET-CT 在乳腺癌再分期中的作用已得到肯定，再分期包括局部、区域和远处转移。对于局部复发欲行局部积极治疗的患者，PET-CT 能发现未知的远处或纵隔转移，从而避免局部手术或放疗。文献报道疑有局部复发者，FDG PET 改变了44%治疗选择，对肿瘤标志物升高者，诊断复发的敏感度为90%，51%改变了临床处理方案；根据大量研究，PET-CT 在预测疗效和估计预后方面可发挥重要作用，同时 FDG PET 对骨转移治疗反应评估优于骨扫描、MRI 和 CT。

（3）乳腺疾病可以做哪些血液学检查？

性激素（泌乳素、雌二醇、卵泡刺激素等）检查，以及肿瘤标志物（CEA、

CA199、CA125、CA153 等）有助于乳腺癌的诊断；乳腺癌患者行内分泌治疗时需动态监测肝肾功能、血糖、血脂代谢、胆固醇代谢等。

（4）乳腺疾病可以做哪些肿瘤基因学检查？

目前可以做乳腺癌 21 基因检测，乳腺癌 21 基因检测是指检测乳腺癌肿瘤组织中 21 个不同基因的表达水平，包含 16 个乳腺癌相关基因和 5 个参考基因，以提供个体化的治疗效果预测和 10 年复发风险的预测。通过检测 21 个基因，观察他们之间的相互作用来判断肿瘤特性，从而可预测乳腺癌复发指数以及接受化疗的效益比。

7. 得了乳腺疾病，还需要做哪些其他检查？

心电图、胸片、头颅 CT、胸部 CT、肝胆胰脾超声、子宫附件超声、骨密度测定、骨扫描等。

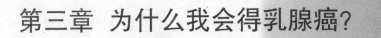

第三章 为什么我会得乳腺癌？

1. 我的母亲和阿姨都是乳腺癌患者，我会得乳腺癌吗？

如果具有乳腺癌家族史，发生乳腺癌的风险会增加。但是需要说明的是：具有高危因素的女性仅仅是发生乳腺癌的风险增加，但不一定发生乳腺癌，因此不必过于紧张。乳腺癌高危人群定期自我检查和到正规医院检查是必要的。目前早期乳腺癌多数是可以治愈的，并不明显影响患者的生存质量。

2. 哪类人群属于乳腺癌的高危人群？

乳腺癌高危人群的定义为：

（1）有明显的乳腺癌遗传倾向者；

（2）既往有乳腺导管或小叶中重度不典型增生或小叶原位癌患者；

（3）既往有胸部放疗史的患者。

具体可以表现为以下方面：

（1）有乳腺癌家族史，特别是患者之母或姊妹曾患乳腺癌，在绝经前发病或患双侧乳腺癌者；

（2）月经初潮过早（12岁以前），闭经过迟（52岁以后）；

（3）40岁以上未孕或第一胎足月产在35岁以后；

（4）曾患一侧乳腺癌者，其对侧乳腺具有高危险因素，尤其病理诊断为小叶原位癌或多灶性癌者；

（5）病理证实曾患乳腺囊性增生病，尤其含有活跃的导管上皮不典型增生或乳头状瘤病结构者；

（6）有过多的X线胸透或胸片检查史者，这里需要特别指出的是每年一次的体检胸片或乳房的钼靶X线检查并不会明显增加发生乳腺癌的风险；

（7）曾患功能性子宫出血或子宫体腺癌者；

（8）肥胖患者，尤其绝经后显著肥胖或伴有糖尿病者；

（9）长期大量使用外源性雌激素者：长期、大量服用含有雌激素的保健品，尤其是绝经后长期使用雌激素替代产品或人工合成雌激素药物的女性，其发生乳腺癌的风险会明显增加；

（10）有不良生活习惯者：有烟酒不良嗜好，生活不规律"夜不寝，晨不起"，长期夜生活的女性发生乳腺疾病的风险会明显增加；

（11）多次人工流产女性，或性生活混乱、长期性生活不和谐的女性；

（12）心理压力巨大、有明显的巨大精神创伤者。

3. 我是乳腺癌高危人群，我需要注意什么？

建议对乳腺癌高危人群提前进行筛查（40岁前），筛查间期推荐每半年1次，筛查手段除了应用一般人群常用的临床体检、B超、乳房X线检查之外，可以应用MRI等新的影像学手段。此外，保持良好心态，养成良好的生活方式，及早对危险因素进行干预。

4. 乳腺癌的高发年龄是多少岁？从什么时候就应该开始关注乳腺的检查？

20岁前乳腺癌少见，20岁以后发病率迅速上升，45~50岁较高，绝经后发病率继续上升。20~39周岁：不推荐对非高危人群进行乳腺癌筛查。40~49周岁：适合机会性筛查，每年1次乳腺X线检查，推荐与临床体检联合，对致密性乳腺推荐与B超检查联合。50~69周岁：适合机会性筛查和人群普查，每1~2年1次乳腺X线检查，推荐与临床体检联合，对致密性乳腺推荐与B超检查联合。70周岁或以上：适合机会性筛查，每2年1次乳腺X线检查，推荐与临床体检联合，对致密性乳腺推荐与B超检查联合。

5. 乳腺癌与饮食习惯有关系吗？

（1）高脂饮食：研究表明饮食中的脂肪与乳腺癌危险相关性较大。目前认为脂肪的类型要比总脂肪量更为重要，不饱和脂肪酸（如橄榄油）诱发乳腺癌的危险度较低。

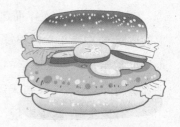

（2）饮酒（酗酒）：相比饮食习惯，饮酒与乳

腺癌的发病关系更明确，现在已有充足的证据表明，偶尔饮酒不会增加乳腺癌的危险性，中度饮酒也就是每日都少量饮酒会轻微提高乳腺癌的危险性，长期大量饮酒则使乳腺癌的危险性明显增加。每日饮酒 3 次以上的妇女患乳腺癌的风险更大。

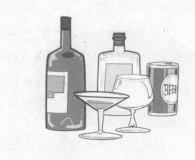

（3）膳食纤维、蔬菜水果、豆制品：对乳腺起到保护作用，若在每天的饮食中增加 20 mg 膳食纤维，乳腺癌的危险性将下降 15%，蔬菜的作用要比水果好，而蔬菜中以绿色蔬菜的作用更好。豆类产品对乳腺

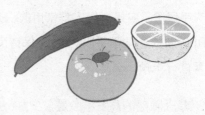

癌的保护作用可能与其中的植物雌激素含量较高有关。实验显示，植物雌激素可以通过多种机制对乳腺起到保护作用。

6. 生活方式与乳腺癌的关系如何？

（1）吸烟与被动吸烟：国外研究指出，尤其是青春期女性，吸烟者与不吸烟者相比，其患乳腺癌的概率高出 2/3。月经初潮后 5 年开始吸烟的女性比不吸烟者患乳腺癌的风险增加 69%。被动吸烟总体与乳腺癌危险没有联系，但每天被动吸烟超过 5 小时者危险度增高。

（2）缺乏体育锻炼：年轻女性参加体育锻炼，会使月经初潮推迟，而这可能会减小乳腺癌的危险性；中老年女性锻炼会减少脂肪储存，而脂肪恰恰是体内雌激素的来源。建议：女性朋友每周至少运动 5 天每天运动 30 分钟以上。

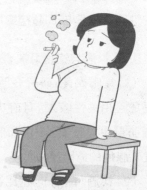

（3）未生育：调查发现，未生育妇女比生

育过的妇女患乳腺癌的危险性大，另外，有研究显示，女性乳腺癌的发病率随产次的增加而降低。

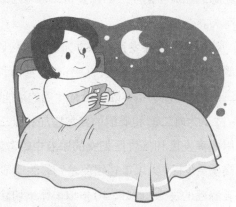

（4）未哺乳：哺乳可以预防乳腺癌的发生，所有经产妇女每增加12个月的母乳喂养时间，其乳腺癌累计发病率就会降低4%。

（5）熬夜：熬夜会打乱人体的生物钟，使得大脑控制的激素分泌紊乱，增加患乳腺癌的风险。

（6）多次人工流产：流产导致体内激素骤变，可诱发乳腺疾病，反复多次的乳腺疾病可成为乳腺癌的诱因。

（7）紧身内衣：过紧的内衣，会影响淋巴回流，增加乳腺癌的风险。

（8）激素类药品：有些女性为了使乳房丰满或延迟更年期而服用激素类药物，结果导致内分泌紊乱，增加了患乳腺癌的危险，要谨遵医嘱，不要长时间大剂量服用。

7. 肥胖与乳腺癌的发生有关系吗?

有关系。体重增加尤其是绝经后的体重增加，导致乳腺癌的风险增加，其中60岁左右的妇女最为明显。

8. 乳腺癌与月经、生育和哺乳等有关系吗?

有关系。月经因素，初潮年龄越小，患乳腺癌的概率越大。月经初潮早、绝经晚、

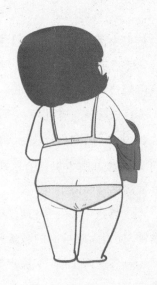

行经年限长是诱发乳腺癌最主要的因素。初潮年龄小于12岁,乳腺癌发病的危险性可增加2.2倍。自然绝经年龄大于55岁,乳腺癌的危险可增加1倍。怀孕和哺乳可促进乳腺再次发育,同时女性体内较高水平的孕激素也对乳腺癌的发生有保护作用。未哺乳或哺乳时间短也是造成乳腺癌的高危因素。

9. 乳腺癌和内分泌紊乱有关系吗?

有关系。乳腺组织是多种激素作用的靶器官,且乳腺癌在流行病学上的许多特点也与内分泌功能有关。

雌激素是乳腺发育的基本因素,也是致癌的先决条件之一。卵巢产生的雌激素有雌二醇、雌酮和雌三醇,试验证明:前两种是较强的雌激素,有较强的致癌作用;雌三醇的作用很小,实际上没有致癌的可能性,反而能对抗其他两种激素的致癌作用。故认为雌二醇和雌酮的异常增加和雌三酮的缺乏,是乳腺癌的病因之一。检测乳腺癌高发区和低发区妇女的尿液中雌激素的含量,发现低发区妇女尿中的雌三醇高于高发区,尤以年轻组的差别较为明显。流行病学观察表明,青春期前几乎没有乳腺癌的发生,此外,40岁以前卵巢切除的妇女,乳腺癌的发生较少。相反初潮年龄较小、绝经较晚的妇女,乳腺癌发病增加。据报道,初潮年龄早于13岁者发病的危险性为年龄大于17岁者的22倍,绝经年龄大于55岁者比小于45岁者的危险性增加1倍,行经40年以上的妇女比行经30年以下的妇女,发生乳腺癌的危险性增加1倍。临床治疗中,切除卵巢可使部分乳腺癌病人得到缓解。用雄激素如睾丸素等治疗晚期乳腺癌亦能收到疗效。以上表明,卵巢内分泌功能与乳腺癌的发生发展关系密切。

另有研究表明,乳腺癌的发生可能与孕酮水平低下有关。孕酮的生理作用是刺激乳腺生长，抑制垂体的促性腺激素，对抗雌激素和雄激素。据调查，在已婚女性的乳腺癌病人中，66％有原发或继发性不孕史，表明患者在患病前后有较少排卵史，由于停止排卵，从而降低了孕酮的产生。

哺乳可降低乳腺癌发病的危险性。第一次生产后哺乳期长者，乳腺癌危险性降低。哺乳总时间与乳腺癌危险性呈负相关。这可能与哺乳推迟了产后排卵及月经重建，并使乳腺组织发育完善有关。

甲状腺素与乳癌的发生也有密切关系。一般认为甲状腺功能低下的女性，乳腺癌的发生率较高，甲状腺功能亢进的患者则很少发生乳腺癌，可能是由于促甲状腺释放激素增加，从而促进催乳素的分泌所致。

10. 长期使用雌孕激素类药物会增加得乳腺癌的几率吗？

绝经期或绝经后妇女，通过补充雌激素及孕激素以缓解其更年期综合征的症状，而这样摄入外源性激素是否会增加乳腺癌的危险性同样引人注目。但多数研究表明，只有长期使用或大剂量联合使用雌激素或孕激素；或年龄60岁以上使用者可能会增加乳腺癌的危险性。

11. 长期口服避孕药是否会增加乳腺癌的发生几率？

雌激素是促进乳腺生长的重要激素，可以促进乳腺导管的生长，并与其他内分泌激素协同促进乳腺发育，在乳腺癌的发生发展中同样起着至关重要的作用。因为口服避孕药中含有乳腺癌相关的性激素成分，对于有良性乳腺病史、年龄在46～65岁或年龄小于20岁或首次妊娠前使用避孕药的女性来说，乳腺癌的危险性可能会增加1～5倍。

12. 配戴不合适的文胸会增加患乳腺癌的风险吗？

会。有研究显示，每天戴文胸12小时以上的妇女比短时间或者根本不

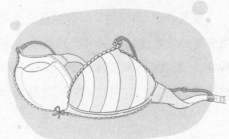

戴文胸的妇女患乳腺癌的可能性高出 21 倍。那些晚上也不摘下文胸的妇女,患乳腺癌的可能性则要高出 100 多倍。当文胸卡紧胸部后,影响了乳房部分淋巴液的正常流通,不能及时清除体内的有害物质,久而久之会使乳腺的正常细胞发生癌变。

13. 男性就不用担心得乳腺癌了吗?

错。男性乳腺癌极少见,在所有乳腺癌患者中不足 1%,占男性恶性肿瘤的 0.1%,可于任何年龄发病,主要发生于 60 ~ 70 岁,对于未婚男性、体内雌雄激素水平失衡、有乳腺病家族史、过去曾患乳腺疾病的男性、曾因胸部疾病接受放疗、肝病(如肝硬化)、因前列腺增生长期服用雌激素、某些基因异常、职业和环境等因素会增加患病风险。

14. 乳腺癌的发病率越来越高,这是为什么呢?

乳腺癌的发生与生理、遗传、生活环境及饮食营养等因素的影响密切相关。随着社会的发展,不良的生活方式和环境因素已成为乳腺癌发病的高危因素,如大量摄入高动物脂肪、高动物蛋白和低纤维食物,滥用避孕药,使用加入雌激素以达到嫩肤效果的美容品、饮酒贪杯、活动量太少等。这些因素都可以使体内雌激素水平长期偏高,导致乳腺癌发病的增加。长期从事电脑作业的白领女性,由于平时锻炼少,接触阳光少,精神紧张,心理压力大等原因,乳腺癌的发病率也比一般人要高出 30% 左右;一些更年期妇女由于服用含雌激素的药物来预防骨质疏松,在改善更年期不良反应的同时也增加了患乳腺癌的风险。

15. 我最近被检查出乳腺小叶增生,是否会发展成乳腺癌?

研究表明,有良性乳腺疾病既往史将增加患乳腺癌的风险,不典型导管或小叶增生都会使乳腺癌发病风险升高 4 ~ 5 倍。但风险增高并不代表一定会发展为乳腺癌, 患者应首先消除顾虑,正确对待乳腺小叶增生,保持良好的心态,注意调整情绪、生活规律,并定期进行乳腺检查。

16. 我一侧患了乳腺癌，另一侧也会患乳腺癌吗？在降低对侧乳腺癌发生风险方面我能够做些什么呢？

一侧乳房患了乳腺癌后，需要警惕另一侧乳腺病变的可能，但并不代表另一侧一定会发展为乳腺癌。在降低对侧乳腺癌发生风险方面，可以改善生活方式，例如：健康饮食、戒烟并减少被动吸烟、加强体育锻炼、合理控制体重等，另外保持愉悦健康的心理状态，避免不合理使用雌孕激素等易导致内分泌紊乱的药物、食物的行为也有助于降低乳腺癌风险。此外，规范的乳腺癌辅助治疗及定期复查也是减少对侧乳腺癌发生风险的积极手段。

17. 我应该多长时间进行一次乳房自检？应该怎么检查？

35 岁以上的女性，特别伴有危险因素的 40 岁以上的患者，应 1 ~ 3 个月自我检查 1 次。乳房检查时间最好在月经后 7 ~ 10 日，这时乳房最松软，乳腺组织较薄，病变也容易被检查出；而月经前期乳腺处于充血状态，常使乳腺组织变厚，以致难以辨认。最好站或坐在镜子前面，双手叉腰，观察双乳房外形、轮廓有无异常；举起双臂，观察双乳房外形、皮肤、乳头、轮廓有无异常。

检查时应注意以下几点：

（1）大小、形状有无不对称，乳房有无肿胀、萎缩或膨出。

（2）注意观察乳房的皮肤是否光滑、色泽是否正常，有无微细变化，包括皮肤褶皱、皮肤有无静脉扩张和水肿、有无点状凹陷（或称橘皮样变）、区域性凹陷（酒窝征）存在。

（3）两侧乳头是否在一条水平线上，两侧乳头、乳晕的颜色是否一样，乳头的皮肤有无脱落或糜烂，

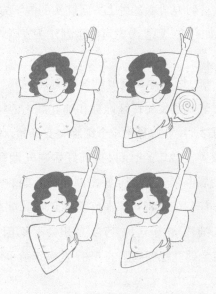

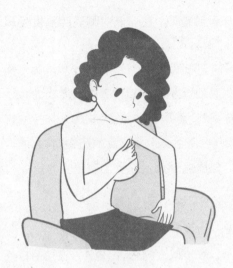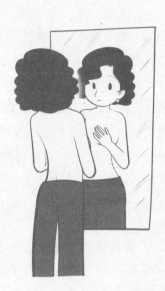

乳头是否抬高或有回缩现象，乳头有无血性分泌物，或检查内衣上是否有血性或浆液性分泌物污染。

（4）从乳头的外上方至乳头的内下方的胸壁是否有较大的暗褐色病样突起存在，如存在，则要考虑可能是副乳头或副乳腺。

18. 妊娠期和哺乳期会得乳腺癌吗?

乳腺癌发生在妊娠期和哺乳期内的称为妊娠哺乳期乳腺癌。肿瘤生物学研究数据表明，乳腺癌由单个细胞突变开始，发展到能够被发现的大小（> 5 mm）时，一般需要数年的时间。因而妊娠哺乳期乳腺癌的概念，确切说应当是乳腺癌在增殖发展中"巧遇"到了妊娠期和哺乳期。

任何妇女都可能在妊娠期和哺乳期患乳腺癌（或者是患乳腺癌后又发生了妊娠和哺乳），由于这种"巧合"的机会不多,因此妊娠哺乳期乳腺癌在临床上比较少见,约占全部乳腺癌病例的 5%，发病年龄平均为 35 岁（生育高峰年龄段）。

妊娠哺乳期乳腺癌的发病特点是：在妊娠哺乳期，女性体内激素分泌旺盛，性激素水平大大高于平常状态，促使癌细胞增殖活跃，表现为癌的发展更为迅速；另一方面,妊娠哺乳期的女性乳房在孕激素和催乳素的作用下出现生理性增生肥大，常常使癌肿块包裹其中不易于被发现，或被误诊为乳腺炎性肿块或良性肿瘤而延误治疗。由于在妊娠哺乳期乳腺癌细胞增殖迅速，癌肿不易被发现，女性又常因体内激素水平增高而自我状态良好，因而多数病人就诊时已属晚期,据统计腋窝淋巴结转移率高达80%。

第四章 乳腺癌的诊断和分期

1.乳腺癌的病理学分类（2013cNCCN指南版）

组织学类型

原位癌

非特殊型	导管原位癌
小叶原位癌	伴导管原位癌的Paget's病

浸润性癌

非特殊型	小管癌小叶癌
导管癌	伴浸润性癌的Paget's病
炎性癌	未分化癌
髓样癌，非特殊型	鳞状细胞癌
髓样癌伴淋巴细胞浸润	腺样囊性癌
黏液腺癌	分泌性癌
乳头状癌（微乳头状癌为主型）	筛状癌

2.乳腺癌的分子分型 （2013年 St Gallen共识，乳腺癌亚型定义）

Luminal A型
"Luminal A-like"　具备以下所有条件

- ER与PR阳性
- Her-2阴性
- Ki-67"低表达"
- 多基因表达分析提示复发风险"低"

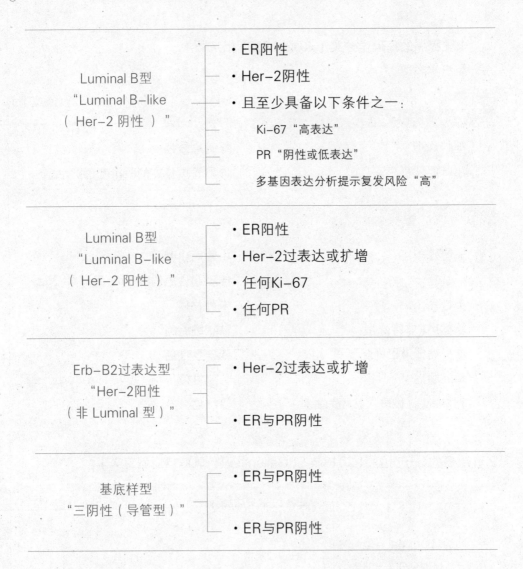

Luminal B型
"Luminal B-like
（Her-2 阴性）"

- ER阳性
- Her-2阴性
- 且至少具备以下条件之一：
  - Ki-67"高表达"
  - PR"阴性或低表达"
  - 多基因表达分析提示复发风险"高"

Luminal B型
"Luminal B-like
（Her-2 阳性）"

- ER阳性
- Her-2过表达或扩增
- 任何Ki-67
- 任何PR

Erb-B2过表达型
"Her-2阳性
（非 Luminal 型）"

- Her-2过表达或扩增
- ER与PR阴性

基底样型
"三阴性（导管型）"

- ER与PR阴性
- ER与PR阴性

3. 美国癌症联合委员会（AJCC），乳腺癌 TNM分期第七版

（1）原发肿瘤（T）

原发肿瘤（T）的分期定义，不管基于临床标准还是病理标准，亦或是两者，都

是一样的。肿瘤大小应精确到毫米。在进行 T 分期时，如果肿瘤大小略小于或大于某一临界值，读数最好能四舍五入，精确到毫米。所标注的 "c" 或 "p" 来分别表示 T 分期是以临床（体检或放射影像）或病理指标确定。通常，病理确定 T 分期优先于临床确定 T 分期。

Tx: 原发肿瘤无法评估

T0: 没有原发肿瘤证据

Tis: 原位癌

Tis（DCIS）: 导管原位癌

Tis（LCIS）: 小叶原位癌

Tis（Paget's）: 乳头 Paget's 病

T1: 肿瘤最大直径 ≤ 20 mm

T1mi: 肿瘤最大直径 ≤ 1 mm

T1a: 肿瘤最大直径 > 1 mm, 但 ≤ 5 mm

T1b: 肿瘤最大直径 > 5 mm, 但 ≤ 10 mm

T1c: 肿瘤最大直径 > 10 mm, 但 ≤ 20 mm

T2: 肿瘤最大直径 > 20 mm, 但 ≤ 50 mm

T3: 肿瘤最大直径 > 50 mm

T4: 不论肿瘤大小, 直接侵犯胸壁和（或）皮肤（溃疡或皮肤结节）

T4a: 侵犯胸壁, 仅仅胸肌粘连／侵犯不包括在内

T4b: 乳房皮肤溃疡和（或）同侧乳房皮肤的卫星结节和（或）皮肤水肿（包括橘皮样变）, 但不符合炎性乳腺癌的标准。

T4c: T4a 与 T4b 并存

T4d: 炎性乳腺癌

（2）区域淋巴结（N）

Nx: 区域淋巴结无法评估（例如既往已切除）

N0: 无区域淋巴结转移

N1: 同侧Ⅰ、Ⅱ级腋窝淋巴结转移,可活动

N2: 同侧Ⅰ、Ⅱ级腋窝淋巴结转移,临床表现为固定或相互融合;或缺乏
　　同侧腋窝淋巴结转移的临床证据,但临床上发现 * 有同侧内乳淋巴结
　　转移

N2a: 同侧Ⅰ、Ⅱ级腋窝淋巴结转移,互相融合或与其他组织固定

N2b: 仅临床上发现 * 同侧内乳淋巴结转移,而无Ⅰ、Ⅱ级腋窝淋巴结转移
　　的临床证据

N3: 同侧锁骨下淋巴结(Ⅲ级腋窝淋巴结)转移伴或不伴Ⅰ、Ⅱ级腋窝淋
　　巴结转移;或临床上发现 * 同侧内乳淋巴结转移伴Ⅰ、Ⅱ级腋窝淋巴
　　结转移;或同侧锁骨上淋巴结转移伴或不伴腋窝或内乳淋巴结转移

N3a: 同侧锁骨下淋巴结转移

N3b: 同侧内乳淋巴结及腋窝淋巴结转移

N3c: 同侧锁骨上淋巴结转移

解释:"临床上发现"表示:影像学检查(淋巴结闪烁扫描除外)或临床体检发
现有高度怀疑为恶性转移的特征,或细针穿刺病理检查中可见大体转移。

（3）病理分期(pN)*

pNx: 区域淋巴结无法评估(例如既往已切除,或切除后未进行病理学检查)

pN0: 无组织学上区域淋巴结转移

　　pN0(i-): 无组织学上的区域淋巴结转移,IHC 阴性

　　pN0(i+): 区域淋巴结转移中的恶性细胞不超过 0.2 mm（通过 H&E染色或 IHC
　　　　　方法确定,包括 ITC）

　　pN0(mol-): 无组织学上的区域淋巴结转移,分子学方法测定阴性(RT-PCR)

　　pN0(mol+): 分子学方法测定阳性(RT-PCR)***,无组织学或 IHC方法测定
　　　　　的区域淋巴结转移

　　pN分类是基于腋窝淋巴结清扫伴或不伴前哨淋巴结活检。分类如果
仅仅基于前哨淋巴结活检,而没有随后的腋窝淋巴结清扫,则前哨淋巴

结标示为(sn),如 pN0(sn)

pN1:微转移;1~3个腋窝淋巴结转移;和/或通过前哨淋巴结活检发现内乳淋巴结转移,但临床上未发现……

　　pN1mi 微转移(>0.2 mm 和/或大于 200 个细胞,但均≤2.0 mm)

　　pN1a:1~3 个腋窝淋巴结转移,至少一个转移灶大于 2.0 mm

　　pN1b:通过前哨淋巴结活检发现内乳淋巴结微转移或大体转移,但临床上未发现……

　　pN1c:1~3 个腋窝淋巴结转移以及通过前哨淋巴结活检发现内乳淋巴结微转移或大体转移,但临床上未发现

pN2:4~9 个腋窝淋巴结转移;或临床上发现内乳淋巴结转移,但腋窝淋巴结无转移

　　pN2a:4~9 个腋窝淋巴结转移(至少一个转移病灶>2.0 mm)

　　pN2b:临床上发现内乳淋巴结转移,但腋窝淋巴结无转移

pN3≥10 个腋窝淋巴结转移;或锁骨下(Ⅲ级腋窝)淋巴结 转移;或临床上发现同侧内乳淋巴结转移,同时有 1 个或更多Ⅰ、Ⅱ级腋窝淋巴结阳性;或多于 3 个腋窝淋巴结转移同时前哨淋巴结活检发现内乳淋巴结微转移或大体转移,但临床上未发现;或同侧锁骨上淋巴结转移

　　pN3a≥10 个腋窝淋巴结转移(至少一个转移病灶>2.0 mm), 或锁骨下(Ⅲ级腋窝)淋巴结转移

　　pN3b:临床上发现同侧内乳淋巴结转移,同时有 1 个或更多腋窝淋巴结阳性;或多于 3 个腋窝淋巴结转移,前哨淋巴结活检发现内乳淋巴结微转移或大体转移,但临床上未发现

　　pN3c:同侧锁骨上淋巴结转移

① "临床上未发现" 的定义为影像学检查(淋巴结闪烁扫描除外)或临床体检未发现。

② "临床上发现" 的定义为影像学检查(淋巴结闪烁扫描除外)或临床体检发

现有高度怀疑为恶性转移的特征，或细针穿刺细胞学检查可见大体转移。

（4）远处转移（M）

M0无远处转移的临床或影像学证据 cM0（i+） 无远处转移的临床或影像学证据，但通过分子学方案或显微镜检查在循环血液、骨髓、或其他非区域淋巴结组织中发现不超过 0.2 mm 的肿瘤细胞，患者没有转移的症状和体征。

M1通过传统临床和影像学方法发现的远处转移和（或）组织学证实超过 0.2 mm 的转移灶。

4. 乳腺癌的危险度评分（卫生部原发性乳腺癌规范化诊疗指南 2013版）

危险度分级	
低度危险	腋窝淋巴结阴性并同时具备以下特性 标本中病灶大小（pT）≤2cm 分级 I 级 瘤周脉管未见肿瘤侵犯 Her-2基因没有过表达或扩增 年龄≥35岁
中度危险	腋窝淋巴结阴性并同时具备下列至少一条 标本中病灶大小（pT）≥2cm 分级2~3级 有瘤周脉管肿瘤侵犯 Her-2基因没有过表达或扩增 年龄≤35岁，腋窝淋巴结1~3个阳性但没有 Her-2基因过表达或扩增
高度危险	腋窝淋巴结1~3个阳性者且Her-2过表达或扩增 腋窝淋巴结4个或以上转移者

5. 组织病理学分级

所有的浸润性乳腺癌都应该被分级。推荐应用诺丁汉联合组织学分级(Elston 和 Ellis 修订的 Scarff-Bloom-Richardson 分级系统)。肿瘤的分级是依靠其形态学上的特征(小叶的形成、核的多形性、有丝分裂数)。从数值 1~3 记为由好到坏，将每个数值相加所得的数值分为 3 个级别：数值相加为 3~5 分归为 I 级；6~7 分归为 II 级；8~9 分归为 III 级。

Gx 指不能确定其组织学分级

G1 指低级别的组织学分级(较好)

G2 指中级别的组织学分级(相对较好)

G3 指高级别的组织学分级(较差)

6. 组织病理学分期

0期	Tis	N0	M0
I A期	T1	N0	M0
I B期	T0	N1mi	M0
	T1	N1mi	M0
II A期	T0	N1	M0
	T1	N1	M0
	T2	N0	M0
II B期	T2	N1	M0
	T3	N0	M0
III A期	T0	N2	M0
	T1	N2	M0
	T2	N2	M0
	T3	N1, N2	M0
III B期	T4	N0, N1, N2	M0
III C期	任何T	N3	M0
IV期	任何T	任何N	M1

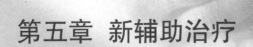

第五章 新辅助治疗

(一)心理治疗

1. 医生诊断我的乳腺有小叶增生,可我总是担心它会变成乳腺癌,怎么办?

乳腺增生在组织学上分为两类:一种是单纯的小叶增生。这种单纯的小叶增生占乳腺增生的 70%,它的恶变率是零,也就是说单纯的小叶增生不会恶变。还有一种就是单纯小叶增生以外还伴导管上皮增生,但是这种没有异型,这种比例是占 20%,它的恶变率低,约 1%~2%。只要定期复查,早发现,早治疗,一般不会转变为癌症。

2. "我不相信""这不可能是真的""我不会得乳腺癌的"!

当诊断出乳腺癌,患者最常见的反应是不断地询问,反复提出相同的问题,由于不肯相信,很难与家人朋友谈论自己的疾病,有时候会强烈渴望与周围的人讨论自己的疾病,这也许是帮助她们接受癌症消息的方法之一。这种情绪反应是正常的,家属不必过于忧虑。

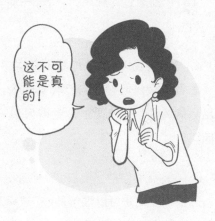

3. 世界上那么多人,为什么偏偏是我得了乳腺癌? 老天太不公平了!

乳腺癌是女性最常见的恶性肿瘤之一,占全身恶性肿瘤的 7%~10%。

乳腺癌患病与下列因素有关:

(1)有乳腺癌家族史,若直系亲属中有一人以上患过乳腺癌,那么本人患乳腺癌的可能性较大。

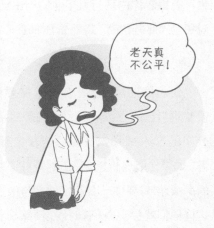

（2）月经初潮年龄在 12 岁之前，或停经年龄在 55 岁之后的妇女。

（3）第一次妊娠年龄超过 35 岁的妇女。或未生育、产后未哺乳者。

（4）进食过多的动物脂肪，绝经后体重超重的妇女。

（5）长期使用雌性激素及孕激素以控制更年期症状的妇女，许多年后，乳腺癌发生的危险性增加。

（6）长期从事放射性工作或曾频繁接受放射性检查治疗者。

（7）患某些慢性乳腺疾病的妇女。

（8）以前患过乳腺癌的患者。一侧乳腺癌患者，对侧患癌的机会也会比正常高 5～7 倍。

4. "如果我没有……，就不会得癌了？"

患者将疾病归咎于自己和其他人，尝试为发生事情找出借口，对她们来说，找出患病的原因，心理上会觉得好过一些，但即使是医生也不知道癌症的确实起因。

5. "又不是你得了乳腺癌，你怎么知道我的痛苦？"

怨恨和烦躁是可以理解的，在患病及治疗期间，这种情绪可能常常出现，亲人也可能抱怨你的病打乱了他们的生活与秩序，如果能够坦诚讨论自己的感受，通常对每个人都有帮助。将怨恨压抑在心底，反而会令人愤怒和内疚。

6. "别理我！让我一个人静一静。"

在患病期间，患者有时候需要独处，以便整理自己的思维和情绪。但是对渴望与你分担的家人或朋友来说，这却会让他们难堪。如果你能告诉他们，虽然现在不想提自己的病情，但只要你一准备好便会与他们谈论，这样他们就会安心。有时候，情绪抑制也可能

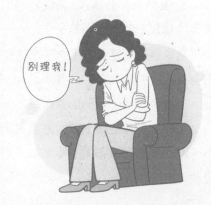

使人不愿意说话,可以向心理学家或精神医生求助。

7. 患了乳腺癌,我会死吗?

乳腺癌一般早发现、早诊断、早治疗,可以治愈。但晚期乳腺癌手术只是切除局部肿瘤,癌细胞在血液和淋巴中仍存在,因此手术不能根治,而且术后易复发或转移,术后如有转移还需进一步治疗,可以考虑结合中医药共同治疗,加强疗效,能抑制癌细胞,控制转移和复发。

面对乳腺癌:

(1)不必当女强人:不需要在医护人员或亲友面前强颜欢笑,把内心的恐惧和焦虑说出来会让自己更好受些。

(2)主动寻求帮助:需要时寻求朋友和家人的帮助,或者考虑参加某个乳腺癌支持团体(如病友沙龙等)。

(3)积极应对:每个人在自己的人生经历中都逐渐发展出独特的应对方式,采用以往曾经奏效的危机或者困难应对方法,或者重新挖掘你的精神信仰,而更高境界的应对是应用幽默。

(4)回归社会:在治疗结束,身体状况基本恢复后,尽早投入到工作中也许对于身心的康复都有利。

8. 得了乳腺癌,生活还有什么希望啊?!

借助以下方法,缓解压力:

(1)寻找成功案例:随着医学的发展,很多癌症病人得到了很好的医治和康复。

(2)心理支持:家属的关心,丈夫的支持和理解。

(3)病友间的交流:减轻心理负担。

(4)精神依托:想想美好的未来,自己今后儿孙满堂的幸福生活。

9. 自从知道自己患了乳腺癌，心理一直恐惧害怕，有什么办法可以让我战胜恐惧呢？

(1)打破僵局法：分散注意力，如：看书、听音乐、找朋友聊天等。

(2)自我陶醉法：可做自己喜欢的事，使自己身心愉快，摆脱恐惧。

(3)心理支持：找肿瘤心理专家帮助自己克服心理问题，重新安排生活。

10. 自从得了乳腺癌，我的心情总是很不好，经常发脾气，夜里睡不着觉，我怕家人会嫌弃我？也怕心情不好影响治疗效果？

可以通过下列方法控制脾气：

(1)转移法：通过各种方法如：读书、听音乐、养花、散步等使注意力转移到其他方面，以获得情绪上的稳定。

(2)忘却法：忘记自己的自身疾病，减少负面情绪的刺激，以免徒增烦恼。

(3)想象法：想象自己以后儿孙满堂的幸福生活。

(4)谈心法：可以与家人、朋友、或者医护人员谈心，告诉他们自己心中的担心，有时候说出来要比藏在心里舒服的多。

白天可以做自己喜欢的事，如打太极、看电影、逛街等等，让自己生活变得充实，无暇去担心自己的疾病，心情会好很多，到了夜晚睡眠质量自然也会改善。

情绪可以通过机体的内分泌和免疫两大系统来影响癌症的发展，无论积极或

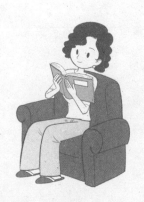
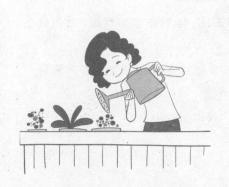
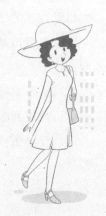

消极的情绪都将影响激素水平，积极的情绪有利于维持恰当的激素水平、增强机体免疫力，使机体更平稳有效的工作，消极情绪可能在诱发疾病方面起到一定作用，但无论怎样，过去已无法改变，所能做的是改变现在和将来，以积极的态度生活，这样不仅可以增强你的免疫力也可以提高你的生活质量。

11. 化疗让我掉光了头发，手术让我失去了乳房，我还怎么出门见人啊？更担心丈夫从此对我失去了兴趣？

化疗脱发只是暂时性的，化疗结束后头发会重新生长，在化疗期间出门可以配戴假发，手术后可以配戴义乳，矫正形体上的改变。让自己做回完整的女人，义乳不仅在外观上看起和真乳房一样，手感也是差不多的。

有时候丈夫是因为担心性生活会影响你的康复，甚至引起病情恶化，所以对于"性"避而不谈，并非对你失去了兴趣。

12. 化疗真的让我痛苦不堪，我怕自己坚持不下去？

（1）精神依托：想想自己的家人为了自己疾病忙前忙后，担心受怕，如果自己放弃了治疗，能对得起他们吗？

（2）疾病考虑：治疗至一半后，中途放弃，不仅疾病未治愈，之前所做的一切都白费，而且钱也白花了。

13. 我觉得告诉他人自己得了乳腺癌是一件难堪的事情！

首先，告诉他人自己患有乳腺癌就意味着证实你患病的现状，特别是对它的真实性还抱有幻想的时候，重复对他人说自己患有乳腺癌无疑强化了疾病对你的心理影响。

告知自己的亲人和爱人这样的噩耗是很痛苦的，因为你不得不面对他们的反应—震惊、恐惧、悲痛。这让你充满了负罪感。然而这些都是无法回避的，因为你需要手术、放疗、化疗，这些治疗迟早会被朋友知道，他们会觉得你不需要他们的帮助，不信任他们，这反而会让他们感到失落。

14. 为了得到家人更多的关注，我总是喜欢夸大病情，比如：生理上的一般疼痛，我会说：很疼、非常疼、特别疼！

这样的心情可以理解，不过这样也会给家人带来负担，他们不仅需要照顾你，也要外出工作挣钱养家，这样的话，他们会感到身心疲惫，或许有一天你的病情好转了，可你的家人却因你而倒下，这样，你会心安吗？

15. 作为一个男人，竟然得了乳腺癌，这让我情何以堪啊？

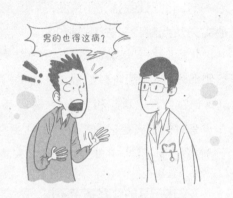

男的也得这病？

并非只有女性才得乳腺癌，男性患乳腺癌的比例占乳腺癌总发病率的1%，所以不需要感到耻辱，这种疾病也与药物因素、肝脏疾病、肿瘤、睾丸本身疾病有关。

16. 我的孩子在上小学，不知道告诉他我得了乳腺癌会不会吓到他？

孩子是敏感的人物，看着你日益的改变，他们心理会有疑惑，为了这种好奇，他们会去探究，如果它们知道了真相，害怕你伤心，不敢提起，憋闷在心中，这样的话也会影响孩子的身心健康。

可以婉转地告诉自己的孩子，比如：妈妈的乳房里面长了不好的东西，它让妈妈生病了，所以要拿掉，用幽默的方法来减轻孩子的恐惧。

17. 我是一名患有乳腺癌的中年妇女，我的女儿会不会也得这种疾病啊？

早在1974年就有学者注意到一级亲属患乳腺癌的女性发生乳腺癌概率较无家族病史的高2～3倍，由此可见，乳腺癌家族史是重要的危险因素。但具有高危因素的女性仅仅是发生乳腺癌风险增加，不一定会实际发生乳腺癌，所以不必过于担心。

18. 我的妻子自从患了乳腺癌，总是郁郁寡欢，我要怎么做才能让她心情好一点？善意的谎言，终究是福还是祸？

(1) 和妻子谈心，让她说出自己心中的感受和痛苦，说出来后她的心情会好得多。

(2) 让妻子参加一些集体活动，如：绘画班、写作班、舞蹈班等等可使她忘却烦恼。

(3) 参加抗癌协会，在那里可以与癌症患者分享与病魔斗争的心得和体会，增加战胜癌症的信心。

(4) 如果无法摆脱这种现象，请去看医生，抗抑郁药可能会有帮助。

19. 作为母亲，每次看到女儿因为化疗恶心、呕吐不止，我很心疼，我该如何安慰她，帮她减轻痛苦呢？

母亲是孩子心灵的港湾，你的痛苦不要在孩子面前表现，不然她会加重心理负担，认为自己是父母的累赘，可能有自杀的倾向。和女儿谈谈心，如：自己的梦想，自己的未来，对未来丈夫的选择，让孩子有生活下去的勇气。

20. 我的母亲刚患了乳腺癌，作为家人，我想知道怎么样才能让她接受这个事实呢？

从开始拒绝承认，到矛盾犹豫，最后逐渐接受，平静的生活，积极地的应对。医学上分为以下几个历程：

休克——恐惧期，否认——怀疑期，愤怒——沮丧期，接受——适应期

几乎每个患者都会走上以上几个阶段，适应之后，最重要的是勇敢面对，走出自己的心理阴影，走进阳光天地，在这个过程中，家庭、单位，甚至整个社会的帮助都很重要。

(二)新辅助化疗

1. 什么是乳腺癌的新辅助化疗?

新辅助化疗是在手术或手术加放疗的局部治疗前,以全身化疗为乳腺癌的第一步治疗,后再行局部治疗。基于目前循证医学的证据,新辅助化疗的疗效和辅助化疗的疗效是一样的,但可以使部分不能保乳的患者获得保乳的机会,部分不可手术的患者获得手术的机会。

2. 新辅助化疗的目的是什么? 有什么意义和价值?

新辅助化疗的目的是:

(1)缩小肿瘤,增加手术机会,提高手术切除率;

(2)对肿瘤进行降期,增加保乳手术机会;

(3)抑制肿瘤血管生长,降低肿瘤细胞的活性,减少微转移;

(4)新辅助化疗是最好的化疗药物体内药敏试验,对术后化疗有指导意义;

(5)根据化疗后临床和病理反应情况判断预后。

新辅助化疗的意义和价值:

(1)缩小肿瘤,使原来不能手术切除的肿瘤可以切除,或使原来不可以行保乳手术的患者赢得保乳的机会;

(2)抑制手术中肿瘤细胞的转移活性,也可抑制微转移的肿瘤细胞在术后的增殖,改善患者的生存率;

(3)可反映体内肿瘤对化疗药物的敏感性,为术后选择辅助化疗提供依据。

3. 什么样的患者适合新辅助化疗?

(1)局部晚期乳腺癌(如区域淋巴结转移严重、皮肤或胸壁被肿瘤侵犯的患者)或有复发、转移的高危可手术乳腺癌患者。

(2)有保乳要求而又不能直接手术的患者或单纯由于肿瘤体积较大而不适合保乳的患者。

4. 新辅助化疗的方案有哪些?

详见辅助化疗部分。

5. 新辅助化疗之前我需要做些什么准备?

(1)全身各重要脏器功能的检查: 造血功能、心功能、肝肾功能;

(2)明确乳腺癌病理诊断;

(3)乳腺癌原发灶和区域淋巴结转移情况的定量评估;

(4)远处转移情况的评估。

6. 术前一般需要做几个周期新辅助化疗?

对新辅助化疗有效者,通常用 3 ~ 4 个周期,适当增加化疗周期有可能提高疗效。

7. 如何对新辅助化疗进行疗效评价?

目前,临床上对乳腺癌新辅助化疗的疗效评价主要通过临床评价和病理组织学评价。临床评价的主要依据是临床触诊、影像学测量。其中,影像学检查具有无创、便捷、可重复检测等优点,越来越被医生和患者所接受。

8. 新辅助化疗后乳房肿块消失, 还需要做手术吗?

新辅助化疗后肿块缩小,说明肿瘤组织对化疗方案敏感,新辅助化疗后取得明显效果,但是依然需要手术治疗,否则可能会出现局部复发。

9. 新辅助化疗是为了达到肿瘤的病理完全缓解吗?

新辅助化疗并不能只是一味的追求达到病理完全缓解。

10. 我是一个肾衰竭行血液透析的乳腺癌患者, 我可以进行新辅助化疗吗?

可以,但是需要减小药物剂量,在密切监测肾功能的情况下进行新辅助化疗。

（三）新辅助内分泌治疗

1. 什么是新辅助内分泌治疗？适用于什么样的患者？

新辅助内分泌治疗是指对非转移性乳腺癌患者，在应用局部治疗之前进行系统的全身性内分泌治疗，以达到乳腺癌原发病灶和区域淋巴结降期的目的，进而提高乳腺癌的局部控制和保乳手术的成功率。

目前普遍认可的新辅助内分泌治疗适应证是：绝经后、ER 阳性、局部进展期非转移性乳腺癌。这部分患者接受新辅助内分泌治疗后可以明显改善手术疗效，所以新辅助内分泌治疗越来越多地应用于更年轻的绝经后乳腺癌患者，并被她们所接受。

2. 新辅助内分泌治疗治疗乳腺癌有什么优势？

新辅助内分泌治疗副作用轻，如术前内分泌治疗有效，术后可以继续应用，尤其对老年患者和一般情况较差的患者，降低了辅助化疗的风险。目前新辅助内分泌治疗已被确定为一种可供选择、耐受良好和有效的新辅助治疗策略。

3. 新辅助内分泌治疗如何选择用药？

新辅助内分泌治疗主要适用于老年绝经后乳腺癌患者，首选药物为第三代芳香化酶抑制剂：来曲唑、阿那曲唑及依西美坦。目前尚无足够的证据用于判断 3 种药物之间是否存在有临床价值的差别。

4. 新辅助内分泌治疗持续时间为多久？

新辅助内分泌治疗持续时间尚无明确定论，最长可达 2 年，普遍采取的治疗周期不能少于 4 个月，为 4 ~ 8 个月，治疗可持续至病灶停止缩小的最大疗效。新辅助内分泌治疗需要在最初的 3 个月进行评价，如果患者达到新辅助内分泌治疗的目的，则可以手术治疗；如虽有治疗反应，但仍然无法行手术或保乳治疗，可以继续行新辅助内分泌治疗；如果患者没有治疗效果，则需要根据患者情况更换个体化治疗方案。

5. 新辅助内分泌治疗如何进行治疗效果评价？

新辅助内分泌治疗的判定方法主要包括临床查体、影像学检查及病理学检查。其中病理学检查是判断新辅助内分泌治疗的金标准，准确性高，组织的获得需要有创检查来获得。对标本进行病理及免疫组化检测，观察肿瘤坏死情况、Ki-67增殖程度变化情况等来判断新辅助内分泌治疗的有效性。因为病理学检查评价新辅助内分泌治疗疗效往往需要多次穿刺，患者多不能承受，因此新辅助内分泌治疗在术前疗效目前主要依靠影像学检查。对于肿瘤的整体反应只有在术后病理才能获得，可在手术后的治疗方案制定中起指导作用。

新辅助内分泌治疗疗效的评价最直接、最重要的是观察肿瘤大小的变化。根据国际标准可分为完全缓解（CR）、部分缓解（PR）、疾病稳定（SD）和疾病进展（PD）4种。完全缓解指所有目标病灶消失；部分缓解指肿瘤长径总和缩短30%以上；疾病稳定指肿瘤病灶长径总和有缩小但未达部分缓解，或有增加但未达到疾病进展；疾病进展指肿瘤长径总和增加20%以上或者出现新病灶。

6. 我是一名89岁的乳腺癌患者，有严重的高血压、糖尿病，通过新辅助内分泌治疗后我的乳房肿块明显缩小，可不可以不做手术？

手术对于新辅助内分泌治疗患者尤为重要。无论疗效评价如何，在无手术禁忌者均应行手术治疗。术后序贯其他辅助治疗方案，予以患者全程乳腺癌个体化治疗。

7. 新辅助内分泌治疗期间需要补钙吗？

长期服用芳香化酶抑制剂与LH-RH类似物戈舍瑞林会导致体内雌激素水平进一步明显下降，由于雌激素对骨的调节作用有促进降钙素的分泌、抑制骨吸收、促进肠钙吸收、抑制甲状旁腺激素分泌等特点，雌激素下降会造成骨质疏松，并可能导致骨折的发生，因此长期应用这些药物时建议服用维生素D和钙剂及多服用含钙丰富的食品，并且需要监测骨密度的变化。

（四）新辅助放疗

1. 乳腺癌放疗的原理是什么？乳腺癌的放疗模式有哪些类型？

放射治疗是利用放射核素放射出的射线、X 线治疗机产生的普通 X 线、加速器产生的高能 X 线，还有各种加速器产生的电子束、质子、快中子等其他重粒子等来治疗癌症的方法。这些射线具有不同程度的组织穿透能力。当射线穿过人体组织细胞时，使细胞内部发生电离，破坏细胞内成分，特别是作用于 DNA，使 DNA 的单链和双链断裂，造成 DNA 损伤，从而抑制或杀灭肿瘤细胞，以达到治疗肿瘤的目的。而正常组织对放射线相对不敏感且具备再修复能力而得以"幸免"。在全部恶性肿瘤中，约 45% 的患者可以被治愈，其中 18% 是经放射治疗治愈的。约 70% 的恶性肿瘤患者在其治疗过程中需要行放射治疗。

其类型包括：

（1）根治性放疗：所谓根治性放疗，即放射治疗作为主要治疗选择，或单纯放射治疗即可达到控制或治疗肿瘤的目的。

（2）辅助放疗：所谓辅助放疗是指相对于肿瘤的综合治疗而言。

2. 乳腺癌的术前放疗适合那些患者？术前放疗的原则有哪些？有什么优势和不足？

术前放疗适合于：

（1）原发灶较大，估计直接手术有困难者；

（2）肿瘤生长迅速，短期内明显增长者；

（3）原发灶局部皮肤水肿明显，或有胸肌粘连者；

（4）腋窝淋巴结较大或与皮肤及周围组织粘连明显者；

（5）应用术前新辅助化疗或新辅助内分泌治疗而肿瘤退缩不理想者；

（6）争取手术切除的炎性乳腺癌患者。

应遵循以下原则：

（1）应用于单纯手术局部复发率高或肿瘤部位对扩大切除有限制的癌肿，如局部晚期和炎性乳腺癌等。

（2）照射范围应大于手术切除范围，包括可能存在的亚临床病灶。

（3）照射剂量应恰当，一般不影响手术进行和术后愈合为前提，不同的分割方式照射剂量不同，但一般使用常规分割，照射剂量为 45 Gy。

（4）放疗后手术间隔依据照射剂量分割方式，一般不宜 < 2 周，也不宜 > 5 周。

（5）合理选择放射源。

其优势在于：

（1）放疗使瘤细胞活性降低，减少医源性播撒。

（2）放疗使瘤体缩小，瘤体周围的亚临床病灶得以消灭，提高局控率。

（3）无手术因素的影响，肿瘤血供未被破坏，有利于放疗效应的发挥。

（4）对术前已固定的肿瘤，估计切除困难者，可望通过放疗提高切除率或根治性切除率。

（5）便于观察放疗效果。

其不足之处在于：

（1）不利于组织学检查。

（2）延迟伤口愈合。

（3）病例选择不当时，可能因肿瘤放疗不敏感而延误手术。

（五）新辅助靶向治疗

1. 新辅助靶向治疗的药物有哪些？

以往认为，曲妥珠单抗因存在心脏毒性风险，故不推荐与蒽环类化疗同时使用。近期 GeparQuattro 和 GeparQuinto 两项 III 期新辅助治疗临床试验的研究结果却提出了不同的观点。GeparQuattro 临床试验中，Her–2 阳性患者接受 4 个疗程表柔比星联合环磷酰胺，序贯 4 个疗程多西他赛 ± 卡培他滨，所有疗程化疗均联合使用曲妥珠单抗。GeparQuinto 则选择 4 个疗程表柔比星联合环磷酰胺，序贯 4 个疗程多西他赛，全程联合曲妥珠单抗或拉帕替尼。以上两项临床试验均同时使用蒽环类药物及曲妥珠单抗，两者的 pCR 率分别高达 40% 及 44.6%。安全性分析显示：GeparQuattro 联合用药患者中仅 1 例出现 3 ~ 4 级充血性心力衰竭，2 例出现 LVEF 明显下降（> 10%）；而 GeparQuinto 临床试验无 3 ~ 4 级充血性心力衰竭事件报道，严重 LVEF 下降发生率比为 1.4%。以往的 MD Anderson 肿瘤中心以及 NOAH 临床研究也同时使用了蒽环类 + 曲妥珠单抗的新辅助治疗方案，完全缓解（pCR）率分别达到了 65.2% 及 43%，显著高于单用化疗组。因此，Biedenkopf 指南认为，联合使用蒽环类药物及曲妥珠单抗安全性可以接受，对既往无心脏基础疾病、具有高复发风险的年轻 Her-2 阳性患者来说，不失为一种疗效可靠的治疗选择。

除曲妥珠单抗外，其他抗 Her-2 靶向药物如拉帕替尼、帕妥珠单抗等在乳腺癌新辅助治疗中也显示出一定的疗效。NeoALTTO 临床试验发现，6 周拉帕替尼 + 曲妥珠单抗的双重抗 Her-2 靶向治疗后，再接受 12 周紫杉醇新辅助化疗 + 靶向治疗，其 pCR 率可达 51.3%，显著高于单药曲妥珠单抗组，且不增加严重不良事件的发生。NeoSphere 临床试验亦证明，经过 4 个疗程多西他赛新辅助化疗联合曲妥珠单抗 + 帕妥珠单抗双重抗 Her-2 靶向治疗，其 pCR 率达 45.8%，显著高于多西他赛 + 曲妥珠单抗组和多西他赛 + 帕妥珠单抗组。因此，三药联合新辅助治疗，通过联合两种不同机制的抗 Her-2 靶向治疗药物，可以产生更为全面的纵向 Her-2 信号通路阻断效应，疗效更佳，且安全性可以接受。另外，NeoSphere 临床试验的另一重要意义在于，单用曲妥珠单抗和帕妥珠单抗而不使用化疗，亦可使 16.8% 的患者获得 pCR。这可能为部分不适宜进行化疗的 Her-2 阳性患者提供了一种新的治疗思路。但双靶向药物联合在新辅助治疗中的 pCR 优势能否转化为进一步的无病生存或总生存优势，仍有待进一步的随访验证。

目前，Her-2 阴性乳腺癌的新辅助靶向治疗主要围绕贝伐单抗。NSABP B-40 临床试验在新辅助化疗（多西他赛 / 多西他赛 + 卡培他滨 / 多西他赛 + 吉西他滨序贯多柔比星联合环磷酰胺）基础上，加用贝伐单抗可使 pCR 率由 28.2% 上升至 34.5%，差异具有显著性。GeparQuinto 临床试验中的 Her-2 阴性患者，接受表柔比星联合环磷酰胺序贯多西他赛的新辅助化疗后 14.9% 患者达到 pCR，而当新辅助化疗与贝伐单抗联用时，pCR 率可显著上升至 18.4%。以上研究结果均证明，在 Her-2 阴性乳腺癌中，新辅助化疗联合贝伐单抗可显著提高 pCR 率。

2. 与化疗联合的方案有哪些？

曲妥珠单抗与化疗联合的方案有 AC → PH、剂量密集 AC → PH、TCH、TH → FEC、AC → TH、PH → FECH 等方案，多应用于术后辅助治疗。在新辅助治疗中，虽然还没有进入治疗指南，同样也有大量的临床研究显示如果化疗加上曲妥珠单抗治疗能显著增加病理完全缓解（pCR），而 pCR 提高在 Her-2 阳性的乳腺癌可能转化为总生存（OS）的获益。

（六）新辅助治疗期间的护理

1. 化疗期间副作用及防护

☞ 如果化疗药物渗透皮肤，皮肤会不会损伤？

化疗药物渗透皮肤是有可能造成皮肤溃烂、坏死的。

☞ 药物外渗该怎么紧急处理？有什么方法可以防止皮肤溃烂？

紧急处理方法，一旦发生药物外渗，立即停止化疗药物的推注或滴注，如果针头在血管内，应更换普通液体，快速将化疗药冲入大血管。若针头在血管外，拔针前尽量回抽残留的药物。

防止皮肤溃烂的方法是给予局部封闭，保护皮肤，尽量降低损伤。封闭液使用量根据化疗药的种类、漏出量、漏出范围做相应增减。如无相对应的解毒剂，选择地塞米松 5 mg + 2% 利多卡因 4 ml + 生理盐水 6 ml，由疼痛或肿胀区域外缘向内做多点注射做环形封闭。抬高患肢，避免剧烈运动。减少各种刺激反应，有效减少静脉炎的发生。强刺激性药物外渗建议局部封闭每 8 小时 1 次，持续 3 天。一般药物局部封闭 1 次。同时冰敷 24 小时。需要说明的是。奥沙利铂外渗后不能冷敷，因为奥沙利铂的副作用主要表现为感觉迟钝和感觉异常,遇冷会使这种感觉加重。切记患肢不能热敷，因为热敷会使得渗出面积增大,而且局部疼痛感觉更加剧烈。因热敷使局部温度增高代谢增快，氧耗增加，加快组织坏死。如果局部肿胀明显，可以使用硫酸镁、50% 葡萄糖溶液 + 维生素 B_{12+} 地塞米松或芦荟湿敷，也可使用水胶体敷料，可起到消炎去肿的作用，还可使用喜疗妥外涂以保护周围皮肤。

☞　注射化疗药物时，如何保护局部血管?

①化疗前应了解化疗用药方案以及每种化疗药物的刺激性，避免局部静脉反应的发生。

②避免从浅表静脉注射化疗药物，从浅表静脉注射容易造成静脉炎、皮肤坏死。建议在化疗前进行深静脉置管（如颈内静脉置管、锁骨下静脉置管，或者 PICC 置管）。

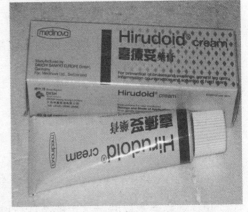

③注药过程中感觉疼痛或有异常感觉，应及时告诉护士，不可勉强忍受，以免因药物对局部的强刺激性或不慎药液渗出引起并发症。

☞　化疗期间会掉头发吗? 头发还会重新生长吗? 如果没有是不是说明化疗药没有起到作用?

化疗脱发是指许多病人在化疗后会引起毛发的脱落。头发掉得多或者少，跟化疗效果没有多大关系，主要跟化疗药物及病人的体质有关，有些化疗药物对毛囊的损伤大一些，有些小一些，每个人对化疗的耐受程度也不一样的，化疗药物对癌细胞有强大的杀伤力，在杀伤癌细胞的同时也会损害人体的正常细胞。在人体中增生活跃的正常造血细胞、消化道黏膜细胞和毛囊细胞更容易受到损伤。其中主导毛发生长的毛囊细胞受损后容易引起化疗脱发。掉头发是一种常见的副作用，但是并不一定都发生，而且因所选用的药物不同，其头发掉落的程度也不尽相同。爱美之心人皆有之，尤其在女病人中会造成很大的精神负担，担心头发不能重新生长。多数化疗脱发在化疗结束以

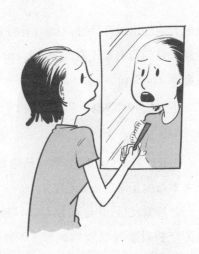

后还可再生，往往越年轻、气血调养充沛者生长越快，有的甚至比以往头发质量更好，可谓"因祸得福"，所以不要为化疗脱发而苦恼，积极调养。化疗脱发时不要怕梳头，多梳头可促进头皮血循环，有利于再生。放化疗中如果脱发太多，索性剃光，戴上假发或软帽，也会更卫生。多次剃头还可以刺激头皮，改善循环，可能新发会长得更好。 化疗时，你的头发和头皮需要特别护理，使用防晒油，戴帽子、围巾或假发来保护头皮免受太阳照射。使用绸缎枕

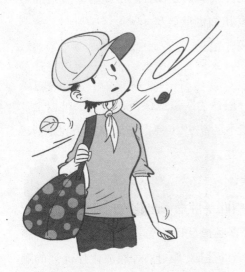

套，减少洗头次数，尽可能用宽齿梳子梳理头发，梳头时要动作轻柔。

☞ 乳腺癌病人化疗期间为什么要增加饮水量？每天饮水量至少需要多少？

大多数抗肿瘤药物进入人体内是由肝脏代谢后由肾脏排出的，大剂量应用时，可损害肾小管，使细胞空泡化、上皮脱落、管腔扩张，出现透明管型，血中尿素氮和

肌酐升高而出现肾毒性。因此,化疗期间不仅需按时补液,同时要增加病人饮水量,以加快体内药物及代谢产物的排出,减轻对肾脏的损害。一般来说,每天饮水量至少需要 2500 ml。

☞　小便变红是怎么一回事?为什么乳腺癌病人化疗期间要注意观察小便?如何观察?

①正常反应:蒽环类化疗药物如表柔比星的代谢产物会引起小便发红,这是药物本身的正常反应,无需紧张。

②异常反应:化疗药物可以导致出血性膀胱炎。大多继发于环磷酰胺治疗后,代谢产物对膀胱黏膜的刺激。环磷酰胺是烷化剂,对膀胱的毒性反应包括黏膜水肿、出血和溃疡等。有时可暴发膀胱黏膜坏死和严重出血。在环磷酰胺治疗中水化疗法可以减轻其膀胱毒性,有助于预防出血性膀胱炎。

☞　大多数抗肿瘤药物是由肾脏排出的,因此,化疗期间每天小便的多少是衡量肾功能以及化疗药物肾毒性的一个指标。

化疗期间应注意观察小便的色和量,一般认为尿量应保持在 3000 ml 以上,所以要求准确记录出入量,对入量已够、出量不足者,护士会根据医嘱给予利尿剂,以便及时排出潴留在体内的化疗药物代谢产物。

☞　化疗最常见的副作用是什么?有什么方法可以减轻症状呢?

消化道反应是化疗最常见的副作用,呕吐是肿瘤患者化疗时最常见的消化道反应之一,化疗所致的严重恶心、呕吐等胃肠道反应使患者产生难以忍受的痛苦,影响正常治疗。因此,有效控制化疗患者的恶心、呕吐,对保证化疗计划的顺利实施具有重要意义。临床上常在化疗前和化疗后使用止吐药来预防化疗引起的呕吐,包括盐酸帕洛诺司琼、昂丹司琼(枢复宁)、格拉司琼(康泉)、托烷司琼(呕必停)等。如果再合并使用地塞米松,有效率大多都在 90% 以上。

☞　化疗期间出现腹胀是怎么回事?

因为化疗药物会损伤肠黏膜绒毛细胞及肠道神经细胞,使肠吸收功能及肠蠕动功能下降，影响营养物质的消化与吸收。

☞　化疗期间会出现腹泻吗？如果出现了该怎么办？

有的病人化疗时会出现腹泻，这是因为化疗时胃肠道上皮细胞损伤，肠蠕动增加，影响水分和营养的吸收。发生腹泻时，应首先判明是感染性腹泻还是化疗的副作用，做一个粪常规检查就可作出初步判断。如确定是化疗的副作用，可服用止泻药，使用肠黏膜保护剂，腹泻严重者应注意可能出现脱水、电解质紊乱等，应及时予以纠正。服用肠道有益菌可能有一定的治疗作用。同时可进食低纤维、高蛋白食物，多饮水；避免进食对胃肠道有刺激性的食物；多休息。如果经过上述处理腹泻症状仍持续，2 天以上不缓解，应及时联系医生，判断有无肠道继发感染，必要时行肠道抗感染治疗、调节肠道菌群、加强营养支持、维护水电解质平衡。

☞　化疗期间出现便秘怎么办？

由于化疗药物对消化道黏膜的直接刺激作用，以及患者体质虚弱，活动减少原因，使其肠蠕动减慢，容易导致便秘。进食富含维生素 A、维生素 C、维生素 E 的新鲜蔬菜、水果及含有粗纤维的糙米等；多饮水或果汁；多食萝卜、果酱、生黄瓜等或进食可产气食物以增加肠蠕动；适当增加活动量，如饭后散步等措施改善症状，但不能过度疲劳；同时养成定时排便的好习惯。

☞　化疗期间为什么要特别加强口腔卫生护理？　如何预防和处理口腔溃疡的发生？

应用抗肿瘤药物（如抗代谢类药物和细胞毒性抗菌素）可引起黏膜，特别是口腔黏膜的脱落性炎症。在长期出现粒细胞减少时，常伴有溃疡的发生。目前常用的抗肿瘤药物包括肾上腺皮质激素多数为免疫抑制剂，因此病人易感染，常见的是口腔霉菌感染。另外，某些抗肿瘤药物如平阳霉素、5- 氟脲嘧啶、表阿霉素等使用后可出现程度不同的皮肤损害，引起皮肤干燥、皮疹、色素沉着、皮硬、脱发等，因此在化疗期间要特别加强口腔卫生及皮肤护理，以避免和减轻这些反应的发生。

除清淡饮食外，化疗期间需保持口腔清洁卫生，戒烟戒酒，清除口腔内残留食物，饭后勤漱口,每天刷牙2～3次。使用软毛牙刷、避免辛辣刺激、生硬的食物,食物温度适宜,保持充足的睡眠。如出现口腔溃疡,应遵医嘱每天用淡盐水或消炎漱口水漱口数次。

☞ 化疗期间出现失眠怎么办?

①良好的睡眠环境:对于有呕吐的病人,家属应及时将呕吐物清除。消除对于病人睡眠不利的因素。

②讲究睡眠习惯:首先患者要建立有规律的日常生活,养成良好的睡眠习惯,为了保证夜间睡眠质量,白天尽量不睡觉,每天早晨无论睡眠状况如何,也要按规定时间起床。白天安排适量适度的体育运动,但在睡前活动应避免。另外,过饱,空腹以及烟酒茶对睡眠有影响睡前尽量避免。空腹不能入睡,可以在上床前少量进食牛奶、饼干,但应避免难消化、含水过多及刺激性食物。

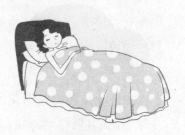

③促进睡眠:睡前淋热水浴,热水泡脚可增加舒适度,通过松弛作用达到镇静催眠,睡前可听轻音乐,有利于消除焦虑、紧张。

④心理调试:患者自己要放下精神包袱,将乳腺癌当做是和高血压、糖尿病一样的慢性病。树立带瘤生存的理念。尤其是现在乳腺癌综合治疗的不断发展,大大降低了乳腺肿瘤的复发风险。

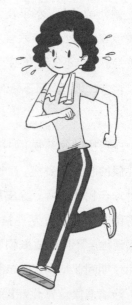

⑤正确服药:上述方法都无效的患者,可在医生的指导下,服用助眠药物,许多患者害怕药物成瘾,哪怕失眠,也强忍着不吃药,殊不知失眠会使得抵抗力下降,休息得不到保证,降低化疗的耐受性,甚至影响次日的化疗。但是连续长期服用会引起药物依赖和成瘾,甚至引起睡眠障碍,所以不得自行随

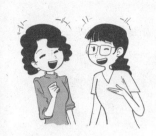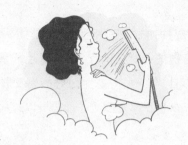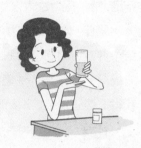

意服药。

☞ 化疗期间可不可以去室内游泳馆游泳?

我们鼓励病人在化疗期间如无特殊反应,可去室内游泳馆游泳,但带管的病人(如 PICC 导管、CVC 导管、伤口引流管等)不能游泳,以防引起感染。

☞ 化疗期间口服和注射地塞米松使血糖升高怎么办?

有可能是药物不良反应或内分泌失调等方面的问题造成的,医务人员会定期帮您监测血糖,如血糖过高,医生会给您使用胰岛素等降糖药物进行治疗,血糖一般在化疗结束后会恢复正常。许多患者有这样的误区,认为只要使用一次胰岛素,终生都需要使用胰岛素来控制血糖。实际上,这两者之间是没有关系的。

☞ 化疗期间多长时间需要去医院化验血常规?

由于化疗会引起骨髓抑制,因此,在患者化疗期间应当监测血常规,从而了解三系细胞情况。一般而言,在每次化疗后第 3 天开始监测血常规,每间隔 3 天重复一次,或根据患者症状(如感觉极度疲劳)应即刻复查,直至恢复正常水平。

☞ 化疗患者为什么总觉得全身乏力?怎么办?

乳腺癌化疗后疲乏无力的原因包括:化疗药物所致的骨髓抑制,如白细胞及红细胞下降,血液的携氧能力降低,患者缺氧后,常感觉乏力、头晕、腰膝酸软等不适;化疗影响食欲或者引起恶心呕吐,导致营养摄入不足,则会加重其疲乏无力;睡眠不足;精神压力过大 。

处理:如感觉乏力,首先应抽血监测白细胞、红细胞水平,如果降低,医生会给予升高白细胞、红细胞的药物进行对症治疗;对于呕吐严重者,可以适当进行补液或肠外营养治疗;注意休息;可以与一些心态比较好的病友联系,聊聊心中的感受,获得一些正能量,必要时进行专业心理咨询或心理疏导以减轻精神负担。

☞ 白细胞下降合并出现发热怎么办?如何进行自我护理?

绝大多数化疗药物都会引起轻重不等的白细胞下降。所以化疗前后医生都会监测白细胞总数,以便早发现白细胞过低。如果白细胞明显下降应暂停化疗,给予粒细胞集落刺激因子及预防感染等处理:

①保持室内空气新鲜,室内应经常通风,室温需维持于适宜的水平,一般保持在 20℃,室内湿度以 40%~50% 为宜,通风换气时应避免对流风,避免受寒。

②尽可能少去人群聚集的公共场所,减少感染机会,如果必须外出时最好戴口罩。

③白细胞计数过低的病人应进行预防性隔离。每日房间进行空气消毒,1:200 "84" 消毒液喷雾,室内家具用 1:200 "84" 消毒液擦拭,最好单间居住,必要时须住院进行保护性隔离。

④注意饮食结构调整,可吃鱼、虾、黄鳝、牛肉等有助升高白细胞的食物以及山楂、萝卜等健脾开胃食品。

⑤注意口腔卫生及皮肤清洁卫生,必要时在医生指导下服用抗生素或预防性使用漱口液。剃须宜用电须刀,避免皮肤破损。

⑥严格按医嘱服用升白细胞药物,定期进行血常规检查。

⑦注意保持会阴部、肛周清洁,预防肛周感染,可以使用 1:5000 高锰酸钾温水坐浴。

☞ 在静脉推注化疗药物过程中,病人如何配合护理人员观察化疗反应?

在推注化疗药物过程中出现的化疗反应一般为皮肤血管反应,某些药物在有些病人使用后会出现超敏反应。一般在化疗用药前,专业护士会根据医嘱确定的化疗方案做些用药中的指导，并注意在注射药物时尽量保护静脉血管，有计划地使用静脉。推注刺激性较强的化疗药物，病人若有疼痛红肿或沿血管走行出现皮疹等应及时告诉医生，不能勉强忍耐，以便及时判断是局部皮肤血管反应还是药物渗漏造成，且局部皮肤勿用热水洗或热敷，保持皮肤清洁，及时对症处理。某些化疗药物在推注过程中，病人如有胸闷、憋气，甚至短时间内血压降低，皮肤黏膜出现皮疹等异常反应，应及时告知，以便于医生、护士在短期内准确判断，及时给予处理。

☞ 口服卡培他滨对手指甲有影响吗？何为手足综合征？如何护理？

有影响，卡培他滨是一种对肿瘤细胞有选择性活性的口服细胞毒性制剂，其在人体肝脏和肿瘤细胞中通过羧酸酯酶、胞苷脱氨酶、胸腺嘧啶磷酸化酶转化为具有细胞毒性的 5- 氟尿嘧啶，发挥抗肿瘤作用，具有不良反应少、疗效确切等优点，现在临床中广泛应用于乳腺癌、结直肠癌、胃癌、食管癌等治疗。而手足综合征是卡培他滨相对其他化疗药物较为突出的不良反应。虽不会导致生命危险，却影响了患者的生存质量，甚至导致药物减量及治疗中断，影响化疗疗效。手足综合征分为 3 期：一期，表现为手足色素沉着、感觉迟钝、麻木、发红、无痛感，不影响日常生活。二期，手足皮肤肿胀、红斑伴有疼痛，影响日常生活。三期，手足皮肤脱屑、水肿、溃疡、严重疼痛，无法进行正常生活。

护理：一期，指导病人保持受累皮肤湿润，可将双手或足在温水中浸泡 10 分钟，然后在皮肤上涂上凡士林软膏，保持卫生，防寒防冻，穿柔软暖和的鞋袜、手套，以防止摩擦，避免剧烈运动，避免接触洗衣粉，肥皂等化学物品，按医嘱服用维生素 B_1、维生素 B_6、甲钴胺等神经营养药来预防。二期，指导患者睡觉时用枕头适当抬高上下肢，促进肢体血液循环，避免使用粗硬织物，以防止摩擦，遵医嘱减量至 75% 药物。三期，停药并继续口服神经营养药物，避免涂抹刺激性药物如碘酒、酒精，经上述治疗处理后症状减轻约半月后，再继续治疗。

☞ 乳腺癌病人化疗后为什么会出现指、趾麻木症状？如何进行自我护理？

这是由于化疗药物的神经毒性引起的，主要见于用长春新碱、长春花碱等长春碱类药物,特别是大剂量用药。临床主要表现为周围神经病变,如手足麻木、刺激、四肢乏力等。严重者伴有便秘或麻痹性肠梗阻,多在用长春花碱后2~3天发生。化疗结束后,这些症状会逐渐消失,因此不必紧张。在这期间应注意饮食调节,多吃富含纤维素、维生素的食物,特别是新鲜的水果和蔬菜。症状严重者可停药,必要时进行对症处理。冬天外出时注意保护手足,外出可戴手套。

☞　乳腺癌化疗后脸上出现红疹是什么原因?出现面部潮红是什么原因?

红色皮疹一般考虑对某种药物过敏,如果发生,立即暂停输注化疗药物,更换普通液体进行输液,护士会通知医生,遵医嘱给予抗过敏处理,如应用抗过敏药物地塞米松等。

乳腺癌病人化疗时大多使用地塞米松等激素类药物,用于降低化疗副反应,地塞米松会引起血管扩张,表现为面部潮红,停药后会逐渐缓解。

☞　化疗时,出现哪些情况需要暂停化疗?

目前所用的化疗药物大多数具有一定的毒性,会对人体或某些器官组织带来一些不良反应,有时副作用还会很严重。

如果在治疗过程中出现以下情况,则应考虑暂停化疗:

①血细胞计数减少:每次化疗前都应检查血常规,如白细胞计数不足 $4.0×10^9$/L、血小板计数低于 $80×10^9$/L,应暂缓化疗。在化疗期间,白细胞低于 $3.0×10^9$/L 或血小板低于 $50×10^9$/L,应停药观察。

②发热:除肿瘤引起的发热以外,化疗期间体温超过38℃,应暂停化疗或提前结束该疗程治疗。

③严重的消化道反应:少数病人在化疗药物使用过程中出现严重的消化道反应,如严重的口腔黏膜炎,严重的腹痛、腹泻,甚至血性腹泻,都应停药。并采取相应的治疗措施,个别患者对严重的恶心、呕吐难以忍受,也可考虑停药。

④出现重要脏器的毒性反应:如心、肝、肾等重要脏器功能受到严重损害时,应停止化疗并予以相应的治疗。

⑤消化道出血、穿孔:已属急腹症的范畴,临床很少见。

⑥过敏反应：所有药物过敏都要停药，可以改换化疗方案。

☞ 化疗期间是否应该加强锻炼？

轻、中度的有氧运动有利于治疗，但应避免高强度运动或长时间运动。

☞ 特殊药物使用注意事项

目前，常用的乳腺癌治疗的特殊药物有：曲妥珠单抗（赫赛汀）、氟维司群（氟维司群）、戈舍瑞林（诺雷德）、唑来磷酸、重组人粒细胞刺激因子、培美曲塞二钠、多西他赛、右丙亚胺、依维莫司等。由于药物的特殊性，患者通常在其购买以及使用的方法和时间等方面有很多的疑问：

【赫赛汀（曲妥珠单抗）】

☞ 赫赛汀是一种什么药物？一般是什么样的病人使用这个药？

赫赛汀是一种重组 DNA 衍生的人源化单克隆抗体，是一种分子靶向药物。

每一盒内有：

①一瓶稀释液（为 1.1% 苯甲醇的 20 ml 灭菌注射用水）

②一瓶浓缩曲妥珠单抗粉末 440 mg（为白色至淡黄色的冻干粉剂）。

☞ 赫赛汀的适应证有哪些？

①乳腺癌辅助治疗：赫赛汀单药适用于接受了手术、含蒽环类抗生素辅助化疗和放疗（如果适用）后的 Her-2 过度表达乳腺癌的辅助治疗。

②转移性乳腺癌：赫赛汀适用于 Her-2 过度表达的转移性乳腺癌：

·已接受过 1 个或多个化疗方案的转移性乳腺癌患者，可序贯赫赛汀单药治疗；

·与紫杉醇或者多西他赛联合治疗。

☞ 赫赛汀是否属于医保范围内的药物？

赫赛汀是江苏省城镇居民医保范围内的药物，并从 2013 年 1 月起，此药物已经列入医保报销范围中，患者可凭购买发票至医保报销处办理，医保支付期是前 6 支。考虑到个别患者家庭经济困难，现中国癌症基金会针对赫赛汀有"买 6 赠 8"的慈善赠药项目。

☞ 如何购买到此药物？有没有一个流程？

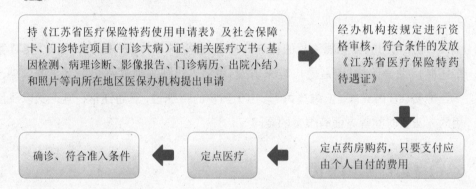

持《江苏省医疗保险特药使用申请表》及社会保障卡、门诊特定项目（门诊大病）证、相关医疗文书（基因检测、病理诊断、影像报告、门诊病历、出院小结）和照片等向所在地区医保办机构提出申请

经办机构按规定进行资格审核，符合条件的发放《江苏省医疗保险特药待遇证》

确诊、符合准入条件

定点医疗

定点药房购药，只要支付应由个人自付的费用

☞ 听说心脏功能不好的人不能使用赫赛汀，为什么？

赫赛汀（曲妥珠单抗）的心脏毒性尤其容易发生在年龄偏大、合并应用蒽环类药物的患者身上，但高血压、接受过放疗却不是危险因素。与蒽环类相比，曲妥珠单抗的心脏毒性较轻微，70% ~ 80% 的心脏毒性是有症状的，同时不会引起心肌病的发生。一般来说，复发转移性乳腺癌患者不推荐曲妥珠单抗联合蒽环类化疗，辅助治疗曲妥珠单抗要在蒽环类化疗后使用，新辅助治疗可以在严密的观察下允许曲妥珠单抗同步联合 4 个周期内短程蒽环类化疗。但是在用药过程中应密切监测心功能，每 4 ~ 6 个月检测一次 LVEF，若出现 LVEF 较治疗前绝对值下降 ≥ 16%，或 LVEF 低于该检测中心正常范围并且较治疗前绝对值下降 ≥ 10% 时，则应暂停曲妥珠单抗的治疗至少 4 周，观察或对症处理，并每 4 周检测一次 LVEF，若 4 ~ 8 周内 LVEF 恢复至正常范围，或较治疗前绝对值下降 ≤ 15%，可以继续用药；若 LVEF 持续下降超过 8 周，或者 3 次以上因心脏问题而中断曲妥珠单抗的治疗，则应终止曲妥珠单抗的治疗。对于发生慢性充血性心力衰竭的患者经过利尿剂、洋地黄等合适的治疗后若 LVEF 能够恢复也不需要停药。

☞ 医生给每一个病人开具的剂量是根据什么来计算的？首剂用药药量是多少？如果治疗期间出现进展了怎么办？

赫赛汀的剂量有两种给药方案：

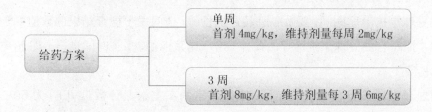

治疗期间出现疾病进展，需询问医生，一般曲妥珠单抗治疗的终点为疾病进展，可能会考虑停药，具体可咨询医生。

公式：

$$\frac{体重（kg）\times 剂量（8mg/kg\ 负荷量或\ 6mg/kg\ 维持量）}{21（mg/ml，配制好溶液的浓度）}$$

☞ 请问赫赛汀与一般化疗药物配制有什么不同？需要注意哪些事情？加入生理盐水中已配制好的赫赛汀在冰箱里能放置多长时间？

采用正确的无菌操作，每瓶注射用曲妥珠单抗应由同时配送的稀释液稀释，轻摇使粉末溶解，配好的溶液可多次使用，曲妥珠单抗的浓度为 21 mg/ml，pH 值为 6.0，配制成的溶液为无色至淡黄色的透明液体，注意应避免使用配送的稀释液之外的溶剂，开瓶后未加入到生理盐水中的赫赛汀可放入 2~8℃的冰箱冷藏有效期为 28 天，超过有效期应丢弃；而已加入 250 ml 的 0.9%NaCl（生理盐水）中的赫赛汀在常温 30℃下和冰箱中保存的有效时间均为 24 h。将配制好的溶液进行使用期限标示。对苯甲醇过敏的患者，曲妥珠单抗必须使用无菌注射用水配制。

☞ 赫赛汀在第一次输注的时候，速度是怎样的？输液时需要注意些什么？

输液前后需要用 0.9% 生理盐水冲血管，不见回血不能输药，输液的速度一般是先慢后快，输注时间为 > 90 分钟，并且注意观察首剂输入的前 2 个小时内是否出现不良反应，此阶段为观察不良反应的关键期。

曲妥珠单抗治疗期间，要做心脏超声的检查，请问关于检查结果的数值要到达多少才能符合曲妥珠单抗治疗的条件？治疗结束以后，多长时间进行心脏超声的再次检查？

射血分数的正常值及变异范围：成人正常的左室射血分数（LVEF）为 50% ±7.0%，右室射血分数（RVEF）为 48% ±6.0%。通常认为，静态 LVEF < 50%；RVEF < 40% 即为心室功能降低。治疗结束后，每三个周期（9 周）复查一次心超。

☞ 曲妥珠单抗治疗期间，作为患者需要做好哪些日常护理？

用药后，要经常观察有无恶心、呕吐、消化不良、腹胀、腹痛等症状，并且定期复查血常规、肝肾功能以及心电图、超声心动图，生活中注意休息，避免劳累，多饮水，以促进体内代谢，注意保暖，避免到人群较为密集的公共场所，以免出现交叉感染，多吃些营养丰富、无刺激性的低脂食品，保持适当运动，不要做剧烈活动，养成良好的生活习惯。

【唑来膦酸】

☞ 我妈妈乳腺癌术后 3 年，最近频频感到腰痛，后做了 ECT 骨扫描的检查，检查结果发现全身多处骨转移。住院后，医生开了唑来膦酸，挂了这个药以后，疼痛感减轻了很多，请问唑来膦酸是什么药物？是专门针对缓解疼痛的还是预防骨转移的？

唑来膦酸是一种以唑来膦酸为主要成分的无色澄明液体，它的适应证是恶性肿瘤溶骨性骨转移引起的骨痛，它的作用是抑制骨吸收，诱导破骨细胞凋亡，改善骨痛，增强骨重建，唑来膦酸给药时间短，给药剂量小，作用时间长，且具有良好的耐受性和安全性，在作用机理上有别于其他单纯的镇痛药物。

☞ 唑来膦酸在使用上有什么禁忌证吗?

对本品或其他双膦酸类药物过敏的患者以及孕妇、哺乳期妇女禁用,严重肾功能不全者不推荐使用本品,对阿司匹林过敏的患者应慎用此药。

☞ 骨转移患者如何使用唑来膦酸?如果在进行唑来膦酸治疗中途,骨转移病情出现进展,该怎么办?

方案

①医生建议在病情未出现进展的情况下,每 4 周为一个疗程:一个月一支唑来膦酸(详细咨询医生);同时给予内分泌治疗或其他辅助治疗。

②如若骨转移病情出现进展,根据受体表达情况:若受体表达阳性,更换内分泌治疗方案,同时继续应用唑来膦酸;若受体表达为阴性,辅以其他辅助治疗,同时继续应用唑来膦酸。

☞ 唑来膦酸是如何配制的?在输液时,滴速上有什么要求吗?另外,还需要注意些什么?

在正确的无菌操作下:

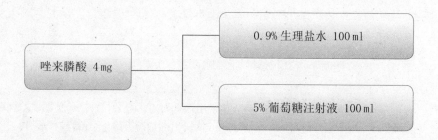

两个溶液均可作溶液配制,但不可混合加药,在给患者静滴的时候,时间不少于 15 分钟。

首次使用此药时,需密切监测血清中钙、磷、镁及血清肌酸酐的水平,如出现血清钙、磷、镁的含量过低,应给予必要的补充治疗;由于肿瘤骨转移的患者容易出现：疼痛、高钙血症及病理性骨折，因此伴有恶性高钙血症的患者治疗前需充分补水，利尿剂与本品合用时应在充分补水后使用；在接受治疗时如出现肾功能恶化，应停药至肾功能恢复至基线水平。

☞ 听说有些病人第一次输注唑来膦酸会出现发热，是真的吗？

唑来膦酸最常见的不良反应为发热，但一般在使用首剂药物的时候会出现，随后在使用过程中会逐渐降低发生的概率，属于急性期上感样反应，多为轻度或一过性的反应，继续观察，大多数情况下医生建议暂时不作处理，24～48 小时内会自动退烧。若热度仍然没退，可咨询医生，是否需要进行退烧的相关处理。

【培美曲塞二钠】

☞ 培美曲塞二钠是什么药物？它主要适应哪一部分人群？

培美曲塞二钠是一种新的、多靶位的叶酸拮抗剂，也是抗肿瘤的药物，通过破坏细胞内叶酸依赖性的正常代谢过程，抑制细胞复制，从而抑制肿瘤的生长，它主要适应于初次接受和接受多程治疗的进展期乳腺癌患者以及晚期非小细胞肺癌的患者。

☞ 培美曲塞二钠在使用剂量和方法上有没有具体的方案？

培美曲塞二钠（第一天）	500mg/m^2，10 分钟以上静脉滴注，21 天为一周期
叶 酸	每次 350～1000μg（最常用剂量为 400μg），首次培美曲塞给药前 7 天开始口服，至少服用 5 次日用剂量，服用整个治疗周期，每天一次，至末次培美曲塞给药后 21 天停服。
维生素 B$_{12}$	每次 1000μg，首次培美曲塞给药前 7 天内肌内注射一次，以后每 3 个周期肌注一次，可与培美曲塞用药同一天进行。
地塞米松	每次 4mg 或相近剂量，每天 2 次，培美曲塞用药前日、当日和次日，连服 3 天

☞ 请问培美曲塞二钠是如何配制的?

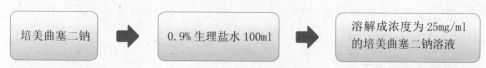

☞ 配制完的溶液正常颜色为黄色或黄绿色,静滴时间超过 10分钟。保存方法及相关注意事项是什么?

①配置好的培美曲塞溶液,置于冰箱冷藏或置于室温,无需避光,其物理及化学特性 24 小时内保持稳定,按照上述方法配置的培美曲塞溶液,不含抗菌防腐剂,不用部分丢弃。

②培美曲塞只建议用 0.9% 氯化钠注射液(不含防腐剂)溶液稀释。

③培美曲塞不能溶于含有钙的溶液中,包括林格乳酸盐注射液和林格注射液。其他稀释液和其他药物能否和培美曲塞能否混合尚未稳定,因此不推荐使用。

☞ 看说明书上写,使用培美曲塞二钠治疗过程中,身上会出现皮疹,请问有何预防的方法吗? 它还有哪些不良反应?

①可以使用类皮质激素药物如: 地塞米松; 或相似药物如 H_2 受体阻滞剂: 西替利嗪。进行预处理可以降低皮肤反应的发生率及严重程度。

②其他常见的不良反应: 骨髓抑制(中性粒细胞减少、血小板减少、贫血)神经障碍、运动神经元病、腹痛、肌酐升高、中性粒细胞减少性发热、无中性粒细胞减少性发热,变态反应 / 过敏和多型红斑(皮疹),少数患者可见室上性心律失常。

☞ 培美曲塞二钠在疗效上同别的化疗药相比, 具有什么样的优势?

它是一种新型的抗叶酸药物,它的特点是多靶点抗肿瘤,三管齐下,疗效突出,副作用小,美国 FDA 通过实验认证,它的疗效比多西他赛稍好,更关键一点,它的不良反应显著降低了,国外已经开展了多项围绕培美曲塞单药或联合化疗的二期临床研究,研究结果显示,培美曲塞二钠单药对于初治和复治的进展期乳腺癌均有较高疗效。

【多西他赛】

☞ 马上要开始接受化疗了, 想了解一下关于多西他赛, 这个药适用什么样的人群? 主治疾病有哪些?

多西他赛适用于:

①局部晚期或转移性乳腺癌的治疗。

②此药联合曲妥珠单抗用于 Her-2 基因过度表达的转移性乳腺癌患者的治疗 (此类患者先前未接受过转移性乳腺癌的化疗)。

③多西他赛联合阿霉素及环磷酰胺用于淋巴结阳性的乳腺癌患者的术后辅助治疗。

☞ 多西他赛是化疗药, 那它的配置和使用方法是?

根据计算病人所用药量, 用注射器吸取所需药量, 打入溶液中稀释, 常用的溶液有以下两种。(推荐剂量为 70 ~ 75 mg/m^2) 轻轻摇匀, 最终溶液浓度不超过 74 mg/m^2, 静脉泵入 1 小时, 每 3 周一次 (详情以医嘱为准)。

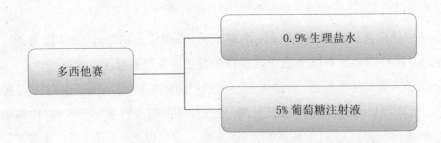

①药物配置只能由受过培训的人员在指定地点配置。

②为抗癌药物, 当与其他有毒化合物同时使用时, 在药物配置时要格外小心。

③工作台面表面要覆盖可丢弃的塑料覆膜纸。

④穿戴防护手套及衣服。

⑤如果配置多西他赛注射液, 预注射液或注射液接触了皮肤、眼睛或黏膜,

需立即用水或肥皂彻底清洗。

⑥细胞毒药物不能由怀孕人员配置。

⑦处置废弃药品时要格外小心。

☞　在使用多西他赛治疗时，患者需注意什么问题？

①多西他赛必须在有癌症化疗药物应用经验的医生指导下使用。

②所有病人在接受多西他赛治疗前一天开始，给予糖皮质激素(地塞米松)静滴，持续至少3天。(剂量以医嘱为准)以预防过敏反应和体液储留。

③此药物需避光保存在15～30℃的环境中。

④用药禁忌：白细胞低于 $15×10^9$/L 的病人；不应用于肝功能严重受损的病人；不允许用于妊娠妇女；对本活性物质或任何一种赋型剂过敏的患者；多西他赛与其他药物联合用药时，应遵循其他药物的配伍禁忌。

☞　多西他赛对人体主要的不良反应是什么？

不良反应	具体表现
心脏异常	在接受多西他赛联合曲妥珠单抗治疗组中，有 2.2% 的患者出现症状性心力衰竭，例如：低血压、窦性心动过速、心悸、肺水肿、高血压等。
免疫系统异常	大多发生在多西他赛开始输注的几分钟，通常是轻度至中度的，最常报告的症状是伴或不伴瘙痒的红斑及皮疹、胸闷、背痛及呼吸困难、药物性发热或寒战，重度可发生支气管痉挛或全身红疹，停止输注并进行对症后即可恢复。
神经系统异常	轻至中度感觉神经症状包括感觉异常、感觉障碍或疼痛包括烧灼痛，运动神经事件表现为无力，当出现严重的外周神经毒性症状时，建议在下一疗程中减少多西他赛的剂量。
中性粒细胞减少	是最常见的不良反应，因此，对所有进行多西他赛治疗的患者要进行全血细胞计数恢复至 ≥ $15×10^9$/L 以上时，才能接受多西他赛的治疗。
其他	胃肠道反应、肝胆系统异常、眼部异常、全身及注射部位异常等。

【右丙亚胺】

☞　关于右丙亚胺的适应证有哪些? 它有什么作用?

本品适用于接受阿霉素治疗累积量达 300 mg/m²,并且医生认为使起的心脏毒性的发生率和严重程度。

☞　它的不良反应有哪些? 有何禁忌证?

不良反应主要表现为两大方面:

禁忌证:不可用于没有联用蒽环类药物的化学治疗,右丙亚胺可增加化疗药物引起的骨髓抑制。

☞　右丙亚胺的用法用量是? 以及如何配置和滴速要求?

右丙亚胺包装里有一瓶 250 mg,配有 25 ml:0.468 g 乳酸钠专用溶剂,推荐剂量为 10:1(右丙亚胺 500 mg/m²,阿霉素 50 mg/m²)。

右丙亚胺的配置:0.167% 乳酸钠配成 10ml 的溶液,然后加入到 200 ml 0.9% 生理盐水或 5% 葡萄糖注射液进一步稀释成右丙亚胺 1.3~5.0 mg/ml 溶液,转移入输液袋,快速静脉滴注或缓慢静脉推注,30 分钟内滴完。

☞　配置完的右丙亚胺要在什么样的环境下保存? 保存多长时间?

配成的右丙亚胺溶液可冷藏于 2~8℃ 的冰箱或放置在室温为 15~30℃ 的环境,只能保存 6 小时。

☞ 使用右丙亚胺前后的注意事项有哪些?

①警告右丙亚胺可加重化疗药引起的骨髓抑制。

②右丙亚胺虽能抑制蒽环类药物引导的心脏毒性,但并不能完全消除,因此,必须仔细检查心功能。

③不得在右丙亚胺使用前给予阿霉素。

④由于滴速很快,而右丙亚胺总是和细胞毒药物合并使用,因此对患者要严密监测。

⑤尽管在推荐剂量下右丙亚胺产生的骨髓抑制是轻微的,但可以增加化疗药物的骨髓抑制作用,对病人要经常作全血检查。

⑥本品的粉末或溶液接触到皮肤和黏膜,应立即用肥皂和水彻底清洗。

【戈舍瑞林】

☞ 戈舍瑞林适用于什么样的人群? 它有什么作用?

戈舍瑞林适用于可用激素治疗的绝经前期及绝经期妇女的乳腺癌,本品主要成分为醋酸戈舍瑞林,对于接受化疗的乳腺癌患者,高强度化疗和年龄 > 35 岁是绝经提前的危险因子。在化疗期间给予戈舍瑞林对卵巢可能具有保护作用,有助于保存年轻乳腺癌患者的生育能力,避免绝经相关的心脏疾病和骨质疏松等。

☞ 戈舍瑞林是从身上哪个部位注射进体内?

戈舍瑞林由两侧脐下腹前壁处进行皮下注射。考虑到患者注射时的舒适度以及注射部位的准确性,患者可取坐位或平卧位,暴露下腹部。腹部脂肪多者可平卧,上身略微抬起,护士进针速度会稍快一些,可减轻疼痛带来的刺激感;较为消瘦的患者采取坐位,上身略后倾(> 90° 即可),此类患者进针速度要慢,以免刺入肌肉或腹膜。护士右手握注射器,左手轻轻捏起患者皮肤,以 30°~ 45° 进针,将注射器活塞完全推入,当听到 "咔嚓" 声说明药液已经完全注入体内。

注射完毕拔针后,用干棉球按压 5 ~ 6 分钟,无出血后再用输液贴覆盖针眼,

2～3小时后即可丢弃,起床或站立动作幅度不可过大,以免腹压突然增加引起出血,若按压不当,出现了皮下瘀血,当天勿对注射部位进行热敷或按摩。

☞ 由于初次注射戈舍瑞林,想知道它使用后常见的不良反应有哪些?需要吃别的药来缓解吗?

使用后,女性患者常见的不良反应按照近年调查,发生率由高到低依次为:躁热,性欲减退,注射部位红肿疼痛,抽血检查发现骨密度下降,个别还会出现阴道干燥、头痛、情绪改变等一系列类绝经症状的表现,这些表现只是暂时现象,在停药后多能缓解,戈舍瑞林是一种安全、有效、可逆的卵巢功能抑制药物。

☞ 用了戈舍瑞林用后几次会出现绝经?同时,用后需要做哪些检查观察指标?

如果已经停经一年就不用再用,如果没有停经可以用两年,每月一次,用后复查血清雌二醇,观察是否到了绝经期,但要排除药物引起的停经。

血清雌二醇在女性一生中不同的时期,含量明显不同;每天也有一定波动,通常清晨高于下午,青春期这种差异更大,为便于比较,一般要求取血时间标准化。

关于血清雌二醇的参考值:

女性生育期: 卵泡期 17 ～ 330 pmol/L

　　　　　　排卵期 370 ～ 1850 pmol/L

　　　　　　黄体期 184 ～ 881 pmol/L

　　　　　　女性绝经期: 37 ～ 110 pmol/L

【氟维司群(芙仕得)】

☞ 氟维司群的适应人群有哪些?是一种什么药物?

氟维司群(芙仕得)是一种全新作用的抗雌激素药物,它用于抗雌激素辅助治疗后或治疗过程中复发的局部晚期或转移性乳腺癌的绝经后妇女。

☞　氟维司群也是和戈舍瑞林一样在腹部打针吗？

它与戈舍瑞林的结构相似，都是具有防护套管的注射针。通过臀部缓慢肌内注射，将保护罩从针尖拔出，在由患者身上退针时立即启动注射针保护装置，即向前完全推动杠杆至针尖完全被覆盖。当目测已确定杠杆已完全向前，使注射针尖完全覆盖，如无法启动该装置，则应立即弃至经许可的锐物收集装置内。

注：最安全的是使用单手技术，并且在远离操作者本人和他人时启动装置。

☞　氟维司群一般间隔多久注射一次？治疗期间，会不会给我的日常生活带来影响？

每月到医院肌注一次，一次 250 mg，除此以外，其他时间患者可以像正常人一样工作、生活，这种药使用较为方便，也可减少患者的心理负担，是目前乳腺癌内分泌治疗的全新治疗选择。

☞　在接受氟维司群的治疗前后，病人要注意哪些问题？它有禁忌证吗？

注意事项：

①轻度至中度肝功能损害的患者应慎用氟维司群注射液。

②严重肾功能损害的患者应慎用氟维司群注射液（肌酐清除率 < 30 ml/min）。

③考虑到氟维司群注射液的给药途径为肌注，有出血体质或血小板减少症或正在接受抗凝剂治疗的患者应慎用氟维司群注射液。

④晚期乳腺癌妇女中常见血栓栓塞发生，这在临床研究中也被观察到。当给予高危患者氟维司群注射液治疗时应考虑到这一点。

⑤尚无氟维司群对骨骼作用的长期资料。考虑到氟维司群的作用机制，会有发生骨质疏松症的潜在危险。

⑥运动员慎用。

⑦对于驾驶及操作机械能力的影响

⑧氟维司群注射液不会或很少会影响患者驾驶和操作机械的能力。然而氟维司群注射液治疗期间常有虚弱无力的报告。

⑨对于有这些不良反应的患者在驾驶和操作机械时应特别谨慎。

禁忌证：

①已知对氟维司群注射液活性成分或任何辅料过敏的患者；

②孕妇及哺乳期妇女；

③严重肝功能损害的患者。

【重组人粒细胞刺激因子】

☞ 重组人粒细胞刺激因子是什么药物？适用于什么人群？

重组人粒细胞刺激因子是用于化疗后所致的中性粒细胞减少症患者，成年患者化疗后，中性粒细胞数降至 1×10^9/L（白细胞计数 2×10^9/L）以下者，在开始化疗后 2～5μg/kg，每日 1 次皮下或静脉注射给药。

☞ 常用的重组人粒细胞刺激因子分几种药物规格？

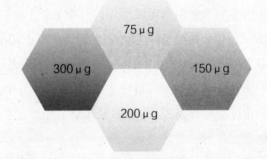

☞ 出院后抽血复查，出现什么样的情况需要打重组人粒细胞刺激因子？我出院带药时拿的是 300μg 一支的，需要打几支？

中性粒细胞数目降低至 1×10^9/L 以下或白细胞计数 2×10^9/L 以下者，给予皮下注射一支重组人粒细胞刺激因子（详情以医嘱为准），当中性粒细胞计数回升至 5×10^9/L 或白细胞计数升至 10×10^9/L 以上时，在医生的指导下考虑是否可以停药。

【依维莫司】

☞ 依维莫司是一种什么药物? 适用于什么人群?

依维莫司是一种(哺乳动物雷帕霉素靶蛋白)mTOR 抑制剂的口服药,用于来曲唑或阿那曲唑治疗后出现疾病进展,与依美西坦联用治疗激素受体阳性、Her-2阴性晚期乳腺癌绝经后女性患者,属于乳腺癌的内分泌治疗方式。

☞ 依维莫司的作用是什么? 一般服用的剂量是多少?

依维莫司通过剥夺雌激素对肿瘤的影响,处理来曲唑或者氟维司群耐药的乳腺癌细胞,成功使其获得内分泌治疗敏感性,此药物每片 5 mg,每日 2 片,如出现肝功能异常,减至每天 5 mg(详情请咨询医生,以医嘱为主)。

☞ 依维莫司的不良反应有哪些? 禁忌证? 服用此药物的注意事项?

不良反应:

按照发生率从高到低,不良发应有: 疲劳感、口腔炎、潮红、厌食、腹泻、恶心、呕吐、高热。

禁忌证:

对依维莫司、对其他雷帕霉素衍生物,或对辅料任何组分超敏性。

注意事项:

①非感染性肺炎: 监测临床症状或影像学改变,曾发生致命性病例,减低本品剂量或停用本品直至症状缓解,可考虑使用皮质甾体激素。

②感染: 本品可增加感染的风险,可能致命。监测体征和症状,及时治疗。

③口腔溃疡: 口腔溃烂,口内炎和口黏膜炎很常见,处理包括口腔冲洗(无酒精和过氧化物)或局部治疗。

④实验室检查的改变: 可能发生血清肌酐、血糖和血脂的升高,还可能发生血红蛋白、中性粒细胞和血小板的减低,治疗前监测肾功能、血糖、血脂和血液学计数,并在治疗期间定期监测这些指标。

⑤免疫接种: 避免接种活疫苗,避免密切接触曾接种活疫苗者。

⑥妊娠中使用: 当给与妊娠妇女本品时可能危害胎儿,应告知妇女本品对胎

儿的潜在危害。

【表柔比星（法玛新）】

通用名称：注射用盐酸表柔比星（速溶）

商品名称：法玛新

英文名称：Epirubicin Hydrochloride for Injection （Rapid Dissolution）

☞　表柔比星是一种什么药物？适用什么人群？

表柔比星主要用于治疗恶性淋巴瘤、乳腺癌、肺癌、软组织肉瘤、食管癌、胃癌、肝癌、胰腺癌、黑色素瘤、结肠直肠癌、卵巢癌、多发性骨髓瘤、白血病。膀胱内给药有助于浅表性膀胱癌、原位癌的治疗和预防其经尿道切除术后的复发。

☞　表柔比星的剂量怎么掌握？

常规剂量：表柔比星单独用药时，成人剂量为按体表面积一次 60~120 mg/m^2，当表柔比星用来辅助治疗腋下淋巴阳性的乳腺癌患者联合化疗时，推荐的起始剂量为 100~120 mg/m^2 静脉注射，每个疗程的总起始剂量可以一次单独给药或者连续 2~3 天分次给药。根据患者血象可间隔 21 天重复使用。

优化剂量：高剂量可用于治疗肺癌和乳腺癌。单独用药时，成人推荐起始剂量为按体表面积一次最高可达 135 mg／m^2，在每疗程的第 1 天一次给药或在每疗程的第 1、2、3 天分次给药，3 ~ 4 周一次。联合化疗时，推荐起始剂量按体表面积最高可达 120 mg／m^2，在每个疗程的第 1 天给药，3 ~ 4 周一次。静脉注射给药。根据患者血象可间隔 21 天重复使用。

膀胱内给药：表柔比星应用导管灌注并应在膀胱内保持一小时左右。在灌注期间，患者应时常变换体位，以保证膀胱粘膜能最大面积地接触药物。为了避免药物被尿液不适当的稀释，应告知患者灌注前 12 小时不要饮用任何液体。医生应指导患者在治疗结束时排空尿液。浅表性膀胱癌，表柔比星 50 mg 溶于 25 至 50 ml 生理盐水中，每周一次，灌注 8 次。对于有局部毒性（化学性膀胱炎）的病例，可将每次剂量减少至 30 mg，患者也可接受 50 mg 每周一次共 4 次、然后每月一次共

11 次的同剂量药物膀胱灌注。医生可根据患者病情调整给药次数。

☞　表柔比星有哪些不良反应?

不良反应:与多柔比星相似,但程度较低,尤其是心脏毒性和骨髓抑制毒性。其他不良反应有:

①脱发,60%～90%的病例可发生,一般可逆,男性有胡须生长受抑;

②黏膜炎,用药的第 5～10 天出现,通常发生在舌侧及舌下黏膜;

③胃肠功能紊乱,如恶心、呕吐、腹泻;

④其他:曾有报道偶有发热、寒战、荨麻疹、色素沉着、关节疼痛。

☞　表柔比星的禁忌证是什么?

①禁用于因用化疗或放疗而造成明显骨髓抑制的患者。

②已用过大剂量蒽环类药物(如多柔比星或柔红霉素)的患者禁用。

③近期或既往有心脏受损病史的患者禁用。

④禁用于血尿患者膀胱内灌注。

☞　使用表柔比星要注意些什么?

(1)关于心脏毒性

①可导致心肌损伤、心力衰竭。动物实验和短期人体试验表明,表柔比星的心脏毒性比它的同分异构体多柔比星小。比较性研究表明,表柔比星和多柔比星引起相同程度心功能减退的蓄积剂量之比为 2：1。在表柔比星治疗期间仍应严密监测心功能,以减少发生心力衰竭的危险(这种心力衰竭甚至可以在终止治疗几周后发生,并可能对相应的药物治疗无效)。

②对目前或既往接受纵隔、心包区合并放疗的患者,表柔比星心脏毒性的潜在危险可能增加。

③在确定表柔比星最大蓄积剂量时,与任何具有潜在心脏毒性药物联合用药时应慎重。

④在每个疗程前后都应进行心电图检查。蒽环类,尤其是多柔比星所引起的

心肌病,在心电图上表现为 QRS 波群持续性低电压、收缩间期的延长超过正常范围(PEP/LVET),以及射血分数减低。对接受表柔比星治疗的患者,心电监护是非常重要的,可以通过无创伤性的技术如心电图、超声心动图来评估心脏功能。如有必要,可通过放射性核素血管造影术测量射血分数。

⑤当表柔比星总累积剂量超过 900 mg/m^2 时进展性充血性心力衰竭(CHF)的发生率明显增高,超过该累积剂量的使用需要非常小心。当表柔比星总累积剂量超过 900 mg/m^2 时有引起原发性心肌病的风险,超过该累积剂量的使用需要非常小心。发生心脏毒性的风险因素包括活动的或者非活动性的心血管疾病、目前或既往接受过纵隔/心脏周围区域的放射治疗,之前用过其他蒽环类药物或者蒽二酮药物、同时使用其他抑制心肌收缩功能的药物或者具有心脏毒性的药物(例如曲妥珠单抗)。除非患者的心功能得到严密的检测,否则蒽环类药物包括表柔比星不能与其他具有心脏毒性的药物同时使用。患者在停止使用其他具有心脏毒性的药物(特别是具有长半衰期的药物例如曲妥珠单抗)之后接受蒽环类药物可能也会增加发生心脏毒性的风险。曲妥珠单抗的半衰期约为 28.5 天并且在血循环中可以持续至 24 周。因此,如果可能,医师应该在停用曲妥珠单抗之后的 24 周内避免使用以蒽环类药物为基础的治疗。如果在该时间之前需要使用蒽环类抗生素,须仔细监测心功能。

(2)关于肝肾功能影响

①由于表柔比星经肝脏系统排泄,故肝功能不全者应减量,以免蓄积中毒。中度肝功能受损者(胆红素 1.4 ~ 3 mg/100 ml 或 BSP 滞留量 9% ~ 15%),药量应减少 50%。重度肝功能受损者(胆红素 > 3 mg/100 ml 或 BSP 滞留量 > 15%)药量应减少 75%。

②中度肾功能受损患者无需减少剂量,因为仅少量的药物经肾脏排出。表柔比星和其他细胞毒药物一样,因肿瘤细胞的迅速崩解而引起高尿酸血症。应检查血尿酸水平,通过药物控制此现象的发生;另外,在用药 1 ~ 2 天内可出现尿液红染。

（3）关于骨髓抑制

可引起白细胞及血小板减少，应定期进行血液学监测。

（4）关于给药说明

①静脉给药，用注射用生理盐水或者注射用水稀释，使其终浓度不超过 2 mg/ml。

②建议先注入生理盐水检查输液管通畅性及注射针头确实在静脉之后，再经此通畅的输液管给药，以此减少药物外溢的危险，并确保给药后静脉用盐水冲洗。

③表柔比星注射时溢出静脉会造成组织的严重损伤甚至坏死。小静脉注射或反复注射同一血管会造成静脉硬化。建议以中心静脉输注较好。

④不可肌内注射和鞘内注射。

（5）继发性白血病

有报道使用蒽环类药物（包括表柔比星）的患者出现了继发性白血病，可伴或不伴白血病前期症状。下列情况下出现继发性白血病更为常见：当与作用机制为破坏 DNA 结构的抗癌药合用时；或患者既往多次使用细胞毒药物治疗；或蒽环类治疗剂量有所提升时。此类白血病的潜伏期一般为 1～3 年。

（6）对生殖系统的影响

表柔比星能破坏精子染色体，正在接受表柔比星治疗的男性患者应采取有效的避孕方法。表柔比星可能引起绝经前妇女闭经或绝经期提前。

（7）免疫抑制效应／增加对感染易感性

对于接受化疗药物包括表柔比星而导致免疫妥协的患者接种活疫苗或者减毒活疫苗可能会产生严重甚至致命的感染。正在接受表柔比星的患者应该避免接种活疫苗。可以接种死疫苗或者灭活疫苗，但是对这些疫苗的免疫应答可能会降低。

【卡培他滨（希罗达）】

☞ 卡培他滨主要用于哪些症状？

卡培他滨适用于普通治疗失败的转移性乳腺癌，转移性结直肠癌。

☞ 卡培他滨的使用方法是什么？

推荐剂量每日 $2500\ mg/m^2$，连用两周，休息一周。每日总剂量分早晚两次于饭后半小时用水吞服。

☞ 卡培他滨有哪些不良反应？

卡培他滨的不良反应较少，以下情况可能与之有关：①消化系统：卡培他滨最常见的不良反应为可逆性胃肠道反应，如腹泻、恶心、呕吐、腹痛、胃炎等。严重的（3～4级）不良反应相对少见。②皮肤：在几乎一半使用希罗达的病人中发生手足综合征：表现为麻木、感觉迟钝、感觉异常、麻刺感、无痛感或疼痛感，皮肤肿胀或红斑、脱屑、水泡或严重的疼痛。皮炎和脱发较常见，但严重者很少见。③一般不良反应：常有疲乏但严重者极少见。其他常见的不良反应为黏膜炎、发热、虚弱、嗜睡等，但均不严重。

☞ 卡培他滨的使用禁忌是什么？

有希罗达严重副反应或对氟嘧啶（卡培他滨的代谢产物）有过敏史者禁止使用希罗达。

☞ 使用卡培他滨有哪些注意事项？

曾经出现本品严重副反应或对氟嘧啶（卡培他滨的代谢产物）有过敏史者禁用。其他需限制剂量的毒性反应包括：腹泻、腹痛、恶心、胃炎及手足综合征。近半数接受本品治疗者会诱发腹泻，对发生脱水的严重腹泻者应严密监测并给予补液治疗。每日腹泻4～6次或有夜间腹泻者为2级腹泻，每日腹泻7～9次或大便失禁和吸收障碍者为3级腹泻，每日腹泻10次以上或者有肉眼血便和需静脉补液者为4级腹泻。如发生2.3或4级腹泻，则应停用本品，直到腹泻停止或腹泻次数减少到1级时再恢复使用。3级或4级腹泻后再使用本品时应减少用量。

【拉帕替尼（泰克泊）】

👉 拉帕替尼是什么药物？它的适应证是什么？

拉帕替尼是一种口服的小分子表皮生长因子酪氨酸激酶抑制剂。主要用于联合卡培他滨治疗 ErbB-2 过度表达的既往接受过包括蒽环类、紫杉醇、曲妥珠单抗（赫赛汀）治疗的晚期或转移性乳腺癌。服用时需注意不良反应。

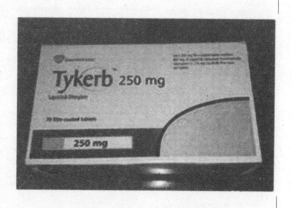

👉 拉帕替尼的推荐用量是什么？

推荐剂量为 1250 mg，每日 1 次，第 1～21 天服用，与卡培他滨 2000 mg/d，第 1～14 天分 2 次服联用。拉帕替尼应每日服用 1 次，不推荐分次服用。饭前 1 h 或饭后 2 h 后服用。如漏服 1 剂，第 2 天不需剂量加倍。妊娠级别为 D，孕妇禁用。拉帕替尼是否通过乳汁分泌尚不清楚，哺乳期妇女应停止哺乳。老年人用药与年轻患者未发现有明显差异。未对肾脏严重损害及透析患者做过临床试验，中重度肝损害的患者应酌减剂量。

👉 拉帕替尼的不良反应主要是什么？

临床试验中观察到的大于 10% 的不良反应主要为胃肠道反应，包括恶心、腹泻、口腔炎和消化不良等，其他不良反应有皮肤干燥、皮疹、背痛、呼吸困难及失眠等。与卡培他滨合用时，不良反应有恶心、腹泻及呕吐，掌跖肌触觉不良等。个别患者可出现左心室射血分数下降，间质性肺炎。

当病患出现二级以上的心脏左心室搏出分率（LVEF）下降时，必须停止使用，以避免产生心脏衰竭。当 LVEF 回复至正常值或病患无症状后两个星期便可以以较低剂量重新用药。与蒽环类的化疗药品相比，拉帕替尼的心脏毒性为可逆的，不像蒽环的不可逆性并有一生最多使用量，拉帕替尼并没有一生最多使用量。

由于拉帕替尼是以肝脏 CYP 酶素系统代谢的药物，在使用其他具有诱导或是抑制 CYP 酶素的药物时，必须要注意剂量的调整。孕妇一般不应该使用拉帕替尼，因为其妊娠级别为 D，因此如果没有绝对的需要或是对母体有极大的利益，否则不建议孕妇或欲怀孕者使用。

3. 静脉输液导管维护

☞ 静脉输液途径分哪几类？

外周静脉输液途径、中心静脉输液途径。

☞ 外周静脉输液途径包含哪些方式？

头皮针、留置针。

☞ 头皮针的适应证有哪些？

（1）静脉输注刺激性小的溶液或药物。

（2）输液量少，输液治疗小于 4 小时，且输液时间在 3 天以内的患者。

（3）单次抽血检查的患者。

4. 头皮针的优点及缺点有哪些？

优点：经济、方便，即插即用，用完可拔除，无需留置、单次穿刺痛苦小。

缺点：血管刺激性大的药物使用后会引起血管损伤，使用时间短，需长期输液患者反复穿刺增加痛苦，输液量少。

5. 留置针的适应证有哪些？

（1）输液时间长、输液量较多、输注液体刺激性小的患者。

（2）老人、儿童、躁动不安者。

（3）输全血或血液制品的患者。

（4）需做糖耐量实验以及连续多次采集血标本的患者。

6. 留置针使用要注意什么? 有什么优点与缺点?

留置针需要用肝素盐水封管, 一般留置时间 72 ~ 96 小时。

优点: 操作简单、使用方便、套管柔软。减少静脉穿刺次数, 既保证静脉用药, 又能提高护士的工作效率。

缺点: 留置时间不能超过 96 小时, 否则堵塞率、脱出率高, 静脉炎发生率高, 药物可能刺激外周血管, 导致病人最终可能没有可以穿刺的血管。

7. 静脉输液的风险: 化疗性静脉炎 (如图)

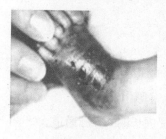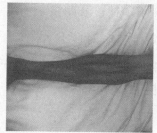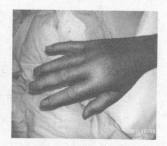

8. 经外周血管中心静脉置管术 (简称 PICC)

☞ 为什么用中心静脉穿刺?

(1) 中心静脉穿刺降低了因为血栓形成 / 静脉炎和反复静脉穿刺引起的外周血管损伤和疼痛。

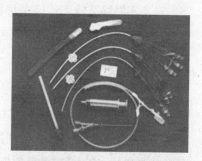

(2) 提高了医生 / 护士的工作效率, 降低反复静脉穿刺的费用。

(3) 既可用于连续治疗, 也可用于间歇治疗, 避免了反复插管给病人造成的痛苦。

(4) 实现在家中或门诊治疗, 降低护理费用, 提高病人生活质量。

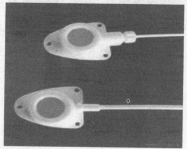

☞ 为什么使用中心静脉置管?

(1) 有缺乏血管通路倾向的患者。

（2）需要长期静脉输液、反复输血或雪制品的患者。

（3）输注刺激性药物，如化疗等。

（4）输注高渗性或黏稠性液体，如胃肠外营养液、脂肪乳等。

（5）其他：如家庭病床患者等。

☞　乳腺癌化疗患者可以选择哪些中心静脉穿刺途径？

（1）经外周静脉穿刺中心静脉置管（PICC），中长期。

（2）经皮穿刺中心静脉置管（CVC），中长期。

（3）植入式静脉输液港（PORT），长期。

☞　PICC、CVC 、PORT分别指的是什么？

PICC：是从周围静脉导入且导管末端位于中心静脉的深静脉置管技术。

CVC：中心静脉导管属于血管内管的一种，放置于大静脉中。

PORT：是一种完全植入的血管通道系统，它为患者提供长期的静脉通道。

☞　如何选择 PICC、CVC 、PORT？

选用不同静脉输入途径是根据病人因素包括病人偏好、治疗费用、血管情况等，以及治疗因素包括治疗时间、用药方式、药物因素等决定的。

☞　什么是PICC？

PICC 即经外周静脉置入中心静脉导管，是由专业护士负责经外周静脉穿刺插管，其导管尖端位于上腔静脉或锁骨下静脉，为中、长期静脉输液及化疗用药的患者提供了一条方便、安全、有效的静脉通路。PICC 因具有置管成功率高、并发症少、操作维护简单、安全、避免反复穿刺等优点在临床上得到广泛推广应用，大幅度提高了患者的生活质量，尤其受到肿瘤患者的欢迎。需要接受以下治疗时，应尽量使用此导管：需要 5 天以上的持续或间歇性静脉治疗；需要输注刺激性的药物和（或）高渗性的药物；需要反复输血、输血制品和抽血；需要经静脉提供营养；需要化疗治疗。

☞　乳腺癌患者什么时候需要放置 PICC 导管？

对于需要长期化疗的患者无禁忌者均可以放置 PICC 导管。PICC 导管的尖端是置于大静脉中,血流丰富,化疗药输入人体后,相对于浅表静脉,药物很快被稀释,不会刺激局部的血管。

☞　使用 PICC这种导管安全吗?

这是一种相对安全的治疗方式,一般不会发生威胁生命安全的严重并发症。经PICC导管提供的各种静脉治疗药物直接进入中心静脉处短时间内被迅速稀释,大大降低对血管的损伤,所以发生其他并发症(例如静脉炎、血栓、感染)的危险性也很低。

☞　置入 PICC导管后应该注意什么?

携带 PICC 导管患者不影响从事一般日常工作(如吃饭、洗脸、刷牙、穿衣、入厕和散步等低强度的活动),平时生活中避免用置管侧胳膊提大于 5 斤的重物,避免举重、引体向上等活动。同时还要注意保持穿刺点周围皮肤清洁、干燥,每周定期更换贴膜、肝素帽并冲洗导管一次以上 ,维护时需使用 10 ml 以上的注射器冲洗导管。应注意观察穿刺点周围皮肤有无红、肿、热、痛、渗出物,如发现异常,要及时告知医务人员。

☞　可以带着 PICC导管洗澡吗?

可以。但请选择淋浴,不能盆浴。在淋浴前请先固定好导管,固定方法先在贴膜外缠绕清洁干燥的毛巾,再在毛巾外用保鲜膜将穿刺点上下 15 cm 的范围包裹严密,最后用胶布固定好上下口,防止进水。淋浴后及时检查敷料,如有潮湿请及时更换。

☞　PICC导管能保留多长时间?

最佳保留时间尚未确定,对于乳腺癌患者一般整个化疗过程为半年左右,如无并发症,置入 PICC 导管可以完成整个静脉化疗过程。

☞　如果导管内有回血我应该怎样处理?

导管的三向瓣膜设计可有效防止回血、进气。但当胸腔内压力增高时可发生血液回流到导管内,常见原因:剧烈咳嗽,长时间下蹲,恶心、呕吐等,所以我们平时尽量避免以上情况。残留在肝素帽或导管里的血液不会伤害您，但是它有可能会增加感染及导管堵塞的危险，所以如果发现导管内有血液，应尽快前往医院冲洗导管。

☞　平时我要如何维护PICC导管？

导管维护有如下口诀：看管看肤看敷贴，脉冲正压要牢记；CT、核磁不用它，7天维护不要忘；导管异常回医院，日常活动照进行；天天关心手上管，安全使用共开怀。

☞　可以经PICC导管输注造影剂吗？

当做造影检查时，请提醒医生不要通过PICC导管高压推注造影剂，以免导致导管破裂。有一款紫色的耐高压的导管，专门用于打造影剂，但没有三向瓣膜的。

☞　放置PICC导管后影响日常生活吗？

PICC患者可以从事一般日常工作、家务劳动、体育锻炼，但需避免使用这一侧手臂提重物，或做引体向上、托举哑铃的持重锻炼、避免游泳等会浸泡到置管的活动。

☞　如果忘了按时冲洗PICC导管、更换贴膜及正压接头怎么办？

只要您想起来了，尽快去医院冲洗导管。

☞　如果PICC导管受损会发生什么危险？

在采取了夹闭导管的措施后，导管需要修复。如果导管受损部位发生在离穿刺点较远的地方，它是可以被修复的。但是，如果损坏的导管体外部分超过5cm时，考虑更换导管。

☞　如果不小心将PICC导管拔出，应该怎么办？

导管使用之后可能会有一小部分滑出体外，一旦怀疑导管有拖出现象，应立即通知护士进行妥善处理。

☞　如果对碘伏或贴膜过敏怎么办？

可以使用皮肤专用酒精和氯己定清洁皮肤，用低敏感度胶布来固定，应意识到导管周围皮肤问题很重要,皮肤刺激会增加受感染的危险性。

☞ 患者放置 PICC 导管后,是否需要随身携带某种医疗提醒装置或有关导管的资料?

需要。这些物品可以给有关人员提供及时有用信息。

☞ 听说某些化学品可能会损坏 PICC 导管,这是真的吗?

一些化学品可能会损坏导管,除非经过医生和护士的检查,否则不可以在导管周围使用任何物品。特别要注意禁用丙酮(在洗甲水和胶布清洁剂中含有丙酮)。

☞ 因保留时间较长,拔除 PICC 导管时会不会拔不出来?

导管的设计很容易插入或拔出血管,长期保留也很少会出现拔不出来的情况。

☞ 使用 PICC 导管,在输液前该怎么维护?

拍 X 片确定导管尖端处于合适位置,输液前推 10 ml 生理盐水确认导管通畅后,才可进行静脉输液。

☞ 经 PICC 导管能够输采血、输脂肪乳吗?

可以,输采血、输脂肪乳等高黏性药物后,立即用 20 ml 的生理盐水脉冲冲管,然后再输入其他液体。

☞ PICC 穿刺后,穿刺点有渗液怎么办?

勤换药即可,这是因为穿刺过程中碰到周围组织所造成的,后期会自行愈合。

9. 植入式静脉输液港(简称 PORT)

☞ PORT 有什么优势? 可以输哪些药物?

优点是:降低感染率;冲管频率降低;家中无需特殊护理;当没有进入通道时,对个体环境或皮肤的侵害较少。

可以进行静脉治疗;支持疗法;肿瘤患者;TPN 肠外营养;血制品;抽血。

☞ 放置 PORT 后,可以洗澡吗?

可以淋浴、游泳,体外没有导管,误拔出来的可能性降低,增加美观度,外人不易察觉。

☞　PORT的适用人群有哪些?

需要长期或反复输注药物进行治疗的患者。需要进行输血、抽血、输注营养液、化疗药物等静脉治疗者。

☞　经 PORT输液前、后要注意什么? 如何消毒?

输液前应抽回血确认位置。若抽不到回血,可注入 5 ml 生理盐水后再回抽,使导管在血管中漂浮起来,防止三向瓣膜贴于血管壁。穿刺成功后,应妥善固定穿刺针,不可任意摆动,防止穿刺针从穿刺隔中脱出。输液后应妥善固定,在无损伤针下方垫开叉小纱布,可根据实际情况确定纱布垫厚度,再用 10 cm×12 cm 透明敷贴外固定。消毒方法是以注射座为中心; 碘伏消毒; 由内向外,顺时针消毒皮肤三遍; 消毒范围 :10 cm×12 cm。

☞　PORT一般多久冲管?

(1)抽血或输注高黏滞性液体(输血、成分血、TPN、白蛋白、脂肪乳剂等)后,应立即冲管;

(2)输注两种有配伍禁忌的液体之间,应冲管

(3)治疗间歇期每4周冲管一次。

☞　经 PORT可以抽血吗? 怎么抽?

可以的,用 10 ml 注射器抽出 2 ~ 5 ml 血液并弃置; 换一新的 20 ml 注射器抽足量血标本,注入采集试管中; 血样采集完成后,立即用 20 ml 生理盐水以脉冲方式充分冲洗导管。

☞　PORT无损伤针多久更换?

7 天。

☞　PORT能注射造影剂吗?

严禁高压注射造影剂,防止导管破裂。

☞ PORT穿刺处皮肤红肿怎么办？

静脉输液港处的皮肤出现红、肿、热、痛，表明皮下有感染或者渗漏，必须返回医院就诊。一般停止使用静脉输液港；局部外涂抗生素药膏，直至局部皮肤红、肿、热、痛消失。

☞ 怎么预防 PORT阻塞？如果阻塞了，怎么办？

预防方法是每次使用输液港后及时冲管；抽血或输注高黏滞性液体（输血、成分血、TPN、白蛋白、脂肪乳剂）后，应立即冲洗导管再接其他输液；两种有配伍禁忌的液体之间及时冲管；治疗间歇期每 4 周冲管一次。

阻塞处理方法是使用尿激酶注射剂冲管，以缓解因血块所导致的静脉输液港阻塞；剂量：5000 U/ml、10000 U/ml。用法①：使用 10 ml 注射器抽取尿激酶，使用温和的抽取方式缓慢推入药物，并且使药物在管内留 1 h，随后以 5 ml 注射器将尿激酶抽出。用法②：如管道仍不通，可使用第二剂尿激酶。如不能解决者，需行外科手术取出静脉输液港。

☞ 放置 PORT位置的皮肤变成紫色了，怎么办？

放置导管的皮肤可能会出现发绀，1 ~ 2 周会自行消失。

☞ 经 PORT冲管时有阻力怎么办？

冲洗时若遇到阻力，应立即停止操作。切不可用强力来冲洗导管，以免产生高压破坏导管。

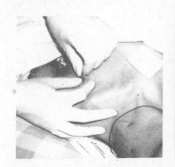 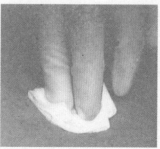 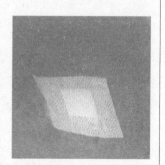

10. 经皮穿刺中心静脉置管（简称 CVC）

☞ 放置 CVC 导管会有哪些并发症？

（1）气胸 — 胸部刺痛，呼吸音消失；

（2）血胸 — 呼吸音消失或低钝；

（3）出血过多 — 观察穿刺部位是否有渗血和血肿；穿刺部位错误和损伤导致气道受阻；

（4）心律失常。

☞ 如何维护 CVC 导管？ 导管滑脱怎么办？

（1）妥善、牢固固定导管，防止导管扭曲、打折、滑脱等。严禁患者自行拔管。

（2）穿刺点以无菌透明敷料或纱布覆盖。

（3）每周更换 2 次无菌透明敷料。纱布或纱布用于无菌薄膜敷贴下的敷料形式，应每 48 小时更换敷料。如果穿刺点有血性渗出、分泌物过多及由于出汗造成敷料松脱、卷曲、污染、破损时应及时更换敷料。同时观察皮肤有无红肿热痛的感染征象。

（4）嘱病人穿开襟宽松衣服，避免着紧身或高领衣服。

（5）保持管路通畅。

（6）导管滑脱后立即通知医生拔出中心静脉导管；用无菌纱布按压穿刺点。

☞ CVC 导管穿刺处渗血怎么办？

渗血严重者使用纱布敷料；纱布敷料必须每 48 小时更换一次，如有渗血污染必须立即更换；有凝血功能障碍的患者要给予对症治疗。

☞ 发生 CVC 导管感染并发症怎么办？

一旦发生 CVC 导管感染并发症，应立即拔除 CVC 导管，导管尖端应做培养，抽血做血培养 + 药敏，遵医嘱应用抗生素。

☞ 放置 CVC 导管后可以洗澡吗？休息翻身时需要注意什么？

导管放置期间避免淋浴，以防止水渗入敷料引起感染。患者翻身移动时，注意保护，以防导管滑脱。

4. 饮食指导

☞ 病人在饮食方面需要注意什么?

营养要充足。乳腺癌病人身体一般比较虚弱,化疗期间要适当增加蛋白质、糖分的摄入,少食高脂肪、高胆固醇类的食物,特别要保证蛋白质的摄入,多食一些瘦猪肉、牛肉、鸡肉或鱼肉等;忌食油炸类食物,少吃腌渍食品,严禁食用刺激性强的调味品。饮食上讲究多样化,荤素搭配、酸碱平衡,注意食物的色、香、味。厌食的病人可适当吃一些山楂、萝卜、金橘等健胃食品,增加病人食欲。

☞ 葱姜蒜辣能吃吗?

乳腺癌患者不建议吃生的葱姜蒜熟的可以,肿瘤病人饮食以清淡易消化为主,禁食辛辣刺激性油腻食物。

☞ 豆类食物（豆浆、豆腐)是否可食用?

黄豆和豆制品中所含大量植物雌激素在治疗和预防乳癌方面扮演着重要角色,关键在于,黄豆会改变体内激素的分泌。临床医学有研究显示,黄豆及豆制品具有平衡体内雌激素的作用,当体内雌激素太低时,黄豆或豆制品会使它增加,但当雌激素太高时,黄豆或豆制品也会使它减少。这就是黄豆能有效地帮助女性预防一些与雌激素有关的癌症的主要原因。研究认为,黄豆和豆制品中还含有异黄素,它具有平衡雌激素的作用。黄豆,具有对雌激素的双向平衡作用,这在食物中是独一无二的。

☞ 术后恢复期可以吃人参、螃蟹吗?

建议可以用西洋参、白参,不宜服用红参。螃蟹性寒不宜多吃,尤其胃病患者更应注意。

☞ 术后可以喝酒吗? 可以喝茶吗? 喝那类茶比较好?

酒的主要成分为酒精,酒精进入身体后代谢为乙醛,而乙醛却是会致癌的物质,所以癌症患者都需要戒烟、酒等刺激性食物,烈性酒完全不能喝的,但是在经过治疗后的乳腺癌患者在康复的过程中,可以适当地少喝一点啤酒或者葡萄酒。

可以喝茶，如果身体偏热，易上火应当多喝绿茶，如果身体偏寒易腹泻、胃疼，应当少喝绿茶，或喝一些红茶。

☞　术后能吃鹅肉、牡蛎肉、鲍鱼、海参吗?

中医说法：古代医家及民间百姓皆视鹅肉为大发物品。如唐·孟诜指出："鹅肉多食令人发痼疾。"明·李时珍亦云："鹅，气味俱厚，发风发疮，莫此为甚，火熏者尤毒，曾目击其害。"清·黄宫绣也认为"鹅肉发风发疮发毒"。鹅肉为高脂肪食物，甘润肥腻，助热生痰，食之易引起复发，故凡癌症患者，皆当忌之。鹅蛋性同鹅肉，《饮食须知》中记载："鹅卵性温，多食鹅卵发痼疾"，所以也在禁忌之列。西医说法：没有特别禁忌。牡蛎肉含有丰富的蛋白质和维生素以及微量元素。近年来，有学者发现牡蛎肉中含有一种鲍灵素成分，对一些肿瘤细胞株和动物肿瘤有抑制生长的作用。牡蛎是一种抗癌海产品，牡蛎肉适宜各种癌症患者食用。鲍鱼、海参或称石决明肉。是一种低脂肪、高蛋白质、多矿物质和多维生素的海产品。经药理实验表明，该物质有较强的抑制肿瘤细胞生长的作用。凡癌症患者，均宜服食。

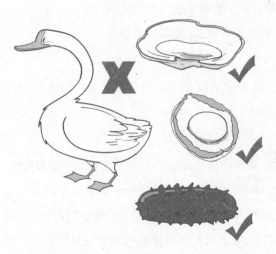

☞　患者多吃核桃是不是对身体有益处?

核桃又称胡桃，它既是一种营养丰富的滋补强身食品，同时也是一味补肾固精、温肺定喘、润肠通便的中药。现代药理研究表明，它所含的锌、镁及维生素等，皆可防癌抗癌。无论是健康人，或是癌症病人以及放疗化疗或手术后，经常食之，都可强壮身体、防癌抗癌、益寿延年。

☞ 患者适合吃一些什么水果？

乳腺癌适合吃一些新鲜的水果，如西瓜、猕猴桃、杏、苹果、梨、草莓等含有丰富的维生素 C、维生素 B 等，具有一定的抗癌作用。大枣不仅含有山楂酸等多种抗癌成分，同时对化疗引起的白细胞降低有拮抗作用。

☞ 哪些食物富含抗癌成分？

①卷心菜、大白菜、甘蓝等含有抗癌物质吲哚-3-甲醇，可以阻止体内致癌物诱导肿瘤细胞的作用，抑制肿瘤的生长。

②大蒜、洋葱等含有大蒜素，能够阻断亚硝胺的合成，同时含有维生素 C、维生素 A 等成分，可以起到抗癌作用。

③豆腐、豆浆、黄豆芽等豆类制品含有丰富的植物类雌激素，可以竞争性抑制体内雌激素的作用而起到抗癌效果。

④芦笋中含有组蛋白，实验证明能够有效控制乳腺癌细胞的生长。另外，海带、紫菜、西红柿等食物中均含有丰富抗癌成分，经常食用对于乳腺癌病人有一定的益处。

☞ 化疗期间应怎样调理饮食种类？

①食有节，要定时、定量进食。不要暴饮暴食、偏食，要有计划地摄入营养和热量。

②低脂肪、低胆固醇、优质蛋白质饮食，如可吃瘦肉、鸡蛋、酸奶，少吃盐腌、烟熏、火烤、烤糊焦化食物。

③米面不宜过精，适当多吃粗粮，如玉米、豆类等杂粮。高纤维的饮食对乳腺癌患者是有利的。

④多吃富含维生素 A、维生素 C 的蔬菜和水果，如鲜猕猴桃、胡萝卜等。

⑤常吃有抑制癌细胞的食物如卷心菜、芥菜、蘑菇等；干果类食物如芝麻、南瓜子、花生等富含多种维生素及微量元素、纤维素、蛋白质和不饱和脂肪酸。

⑥膳食为主，补品为辅。合理进补提高免疫力的食品。

⑦不宜食辛辣及刺激性食品，戒烟酒，禁食霉变、变质的食物，动物的卵巢。

☞ 怎样合理安排饮食与化疗的时间?

化疗常可以引起恶心、呕吐等消化道反应,因此化疗时要合理安排饮食。化疗当天,饮食应清淡可口;经静脉化疗时空腹进行,因此应在化疗前3小时进食,此时食物已经基本消化排空,化疗结束后晚餐晚些吃,减少恶心、呕吐的症状。口服化疗药物时,饭后半小时服用较好,血药浓度达高峰时,此时已呈空腹状态,消化道反应会轻些。化疗呕吐时可将生姜片含在嘴里,对于止吐有一定帮助。肿瘤患者在化疗期间,由于药物在杀伤肿瘤细胞的同时,难免会使正常的细胞受到一定损害,产生相应的毒副反应,可出现消化道反应及骨髓抑制等不良现象,如免疫功能下降、白细胞减少、消化道黏膜溃疡、恶心、呕吐等。此时,宜补充高蛋白质食品,如奶类、瘦肉、鱼、动物肝脏、红枣、赤豆等;如出现食欲不振,消化不良,可增加健脾开胃食品,如山楂、白扁豆、萝卜、香菇、陈皮等;还可适当进食和胃止吐,益气养血的食物,如鲜姜汁、甘蔗汁、鲜果汁、佛手、番茄、薏米、粳米、白扁豆、灵芝、黑木耳、向日葵籽等。

☞ 化疗期间有什么不能吃的食物和药物?

乳腺癌是与激素水平有关的癌症,各类美容养颜食品和药品、蜂蜜、蜂王浆等,因为含有雌激素,所以化疗期间不能吃。

☞ 化疗期间总是恶心、呕吐怎么办?

这是化疗引起消化道的毒副反应,所以要保持口腔清洁,进食后刷牙,补充高营养流质或半流质饮食,如莲子羹、雪耳羹、牛奶、豆浆、鲫鱼汤等。进食时避免过热、过酸及刺激性饮食,急性炎症可口含冰块以减少炎性渗出。还可进食一些开胃食品,如山楂、扁豆、山药、白萝卜、香菇等,同时要少食多餐,避免饱食感。此外应多吃苦瓜、绿豆芽、茶、香菇、木耳、猴头蘑等菌类食品,多吃富含维生素的水果,如猕猴桃、蜜桃、苹果、葡萄等,多喝绿茶、乌龙茶。

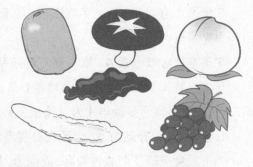

☞ 化疗期间可以喝鲫鱼汤、鸽子汤吗?

可以,化疗期间要多补充营养。如果患者食欲佳,可以肉、汤同食,营养更佳。

☞ 化疗导致白细胞降低,应该吃些什么?

化疗前应该加强饮食营养,增强患者体质,化疗期间白细胞低时,食煮、炖、蒸的食物,避免食腐烂的食物、隔夜的或生的水果、蔬菜,同时避免食粗糙、辛辣食物,宜补充高蛋白食品,如奶类、瘦肉、鱼、动物肝脏、红枣、赤豆、牛肉等有助于升高白细胞。

☞ 化疗期间出现头晕乏力,红细胞降低怎么办?

许多化疗药可以引起红细胞减少,红细胞降低时,可以多吃一些有补血作用的食物,常见的补血食品有黑豆、发菜、胡萝卜、面筋、菠菜、金针菜、龙眼肉等,补血饮食有炒猪肝、猪肝红枣羹、姜枣红糖水、山楂桂枝红糖汤、姜汁薏苡仁粥、黑木耳红枣饮料等。

☞ 放疗期间在饮食上要注意什么?

①营养要充足:乳腺癌病人身体一般比较虚弱,放疗期间要适当增加蛋白质、糖分的摄入,少食高脂肪、高胆固醇类的食物,特别要保证蛋白质的摄入,多食一些瘦猪肉、牛肉、鸡肉或鱼肉等;忌食油炸类食物,少吃腌渍食品,严禁食用刺激性强的调味品。

②多吃富含抗癌成分的食物:研究表明以下几类食物对乳腺癌病人有一定的防治作用。卷心菜、大白菜、甘蓝、大蒜、洋葱、豆腐、豆浆、黄豆芽、芦笋、海带、紫菜、西红柿等食物中均含有丰富抗癌成分,经常食用对于乳腺癌病人有一定的益处。

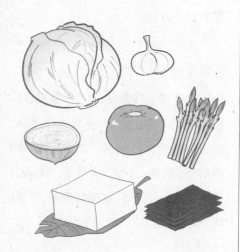

③适当进食一些新鲜的水果:新鲜的

水果如西瓜、猕猴桃、杏、苹果、梨、草莓等含有丰富的维生素 C、维生素 B 等维生素，具有一定的抗癌作用。

④合理安排饮食与放疗的时间：放疗常可以引起恶心、呕吐等消化道反应，因此放疗时要合理安排饮食。放疗当天，饮食应清淡可口；经静脉放疗时空腹进行，因此应在放疗前 3 小时进食，此时食物已经基本消化排空，放疗结束后晚餐晚些吃，减少恶心、呕吐的症状。

☞　放疗过程中出现口干、咽痛吃不下东西怎么办？

口干、咽痛、食管炎是头颈部或胸部肿瘤病人放疗时较常见的不良反应，是因放射线损伤了唾液腺及黏膜所引起。这时可食清凉、无刺激性的饮食，避免坚硬、粗糙的食物。饭菜的温度不宜太热，肉要剁细，蔬菜或水果若无法咽下可以榨成汁饮用。口干、咽痛、食管炎严重者，可在饭前含服或吞咽少量的利多卡因溶液，然后再进食，疼痛会明显减轻。腹部放疗时，部分患者会出现恶心、呕吐症状。饮食宜清淡而少油腻，少食多餐，菜中可放少量姜汁以调味，尽量避免不新鲜的或气味怪异的蛋白质食品。腹部放疗有时还会出现腹胀、腹泻。此时宜食用易消化、清淡、少油腻的食品，如半流质饮食或少渣饮食，忌含纤维素多的食品及黏腻、寒凉食品。

☞　怎样预防放疗引起的骨髓抑制导致血象下降？

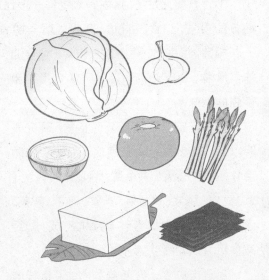

要注意加强营养，适当多食鸡、鸭、鱼、肉等，宜采用煮、炖、蒸等方法烹制。还可以选择含铁较多的食品，如动物的肝脏、肾脏、心脏、蛋黄等；蔬菜有菠菜、番茄、芹菜等；水果如李子、菠萝、桃、葡萄、红枣、杨梅、橙子、橘子等。

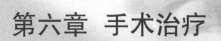

第六章 手术治疗

一、 乳腺癌手术简介

1. 乳腺癌手术治疗的重要性是什么?

手术治疗是乳腺癌综合治疗中的重要组成部分。近年来,随着对全身系统治疗认识的不断进步,乳腺癌手术治疗的发展趋势越来越多地考虑如何在保证疗效的基础上,降低外科治疗对患者生活质量的影响。目前,乳腺癌的手术方式正在朝着切除范围不断缩小、切除与修复相结合的方向发展,其中比较有代表性的是保乳手术、前哨淋巴结活检术,以及肿瘤整形修复技术的广泛开展。同时,针对不同病理学分型及不同分期的乳腺癌采取及时、规范化的手术治疗,是提高患者生存率、改善生活质量的保证。

2. 乳腺癌外科手术原则是什么?

手术治疗仍为乳腺癌的主要治疗手段之一。术式有很多种,如何选择尚无统一意见,总的发展趋势是尽量减少手术破坏,在设备条件允许的情况下,尽力保留早期乳腺癌患者的乳房外形。无论选择何种术式,都必须严格掌握以根治为主、保留功能及外形为辅的原则。系统性安排、个体化实施是现代乳腺癌外科的治疗原则。

3. 乳腺癌手术有哪些主要手术方式?

乳腺癌的手术治疗方式比较多,目前比较常用的可以初步分为四类:①切除乳腺的乳腺癌根治手术,如乳腺癌 Halsted 根治术、乳腺癌扩大根治术、乳腺癌改良根治术(Auchincloss 法)、乳房单纯切除术;②保留乳腺的保乳手术;③前哨淋巴结活检术;④乳腺癌术后整形修复术。

4. 什么是乳腺癌保乳手术?

乳腺癌为全身性疾病,早期乳腺癌手术切除范围的大小,对患者预后影响不大;现代肿瘤治疗的原则是在根治的同时注重保存和改善患者的生存质量(功能与外形),反映在乳腺癌的治疗上,就是手术切除范围趋向缩小。早期乳腺癌保乳术和放、化疗的综合治疗无论在局部和区域控制率方面,还是在长期生存率方面,均与根治术或改良根治术相近,保乳术及术后综合治疗已成为治疗早期乳腺癌的主要方法之一。

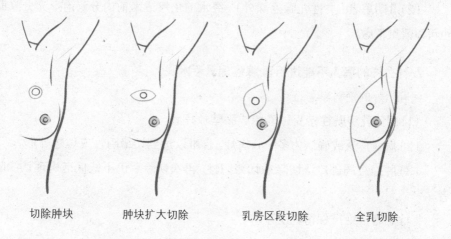

切除肿块　　　　肿块扩大切除　　　　乳房区段切除　　　　全乳切除

乳房手术示意图

5. 乳腺癌保乳手术的优点是什么?

(1)切除范围小,效果美观性良好,可提高患者术后的生活质量,不影响患侧上肢功能,减少术后并发症。

(2)患侧乳腺内的复发率与改良根治术等传统手术基本持平。

(3)术后辅助放疗、化疗、内分泌治疗等,可以获得与改良根治术等传统手术相近的长期生存率。

(4)保乳术后患侧乳腺内如出现复发,还可以进行补救性全乳切除,仍可以取得与改良根治术相近的生存率。

6. 什么样的病人适合乳腺癌保乳手术呢?

乳腺癌保乳手术主要针对具有保乳意愿且无保乳禁忌证的患者。

（1）临床Ⅰ期、Ⅱ期的早期乳腺癌：肿瘤大小属于 T1 和 T2 分期，尤其适合肿瘤最大直径不超过 3cm，且乳房有适当体积，肿瘤与乳房体积比例适当，术后能够保持良好的乳房外形的早期乳腺癌患者。

（2）Ⅲ期患者（炎性乳腺癌除外）：经术前化疗或术前内分泌治疗充分降期后也可以慎重考虑。

7. 什么样的病人不能进行乳腺癌保乳手术呢？

保乳治疗的绝对禁忌证：

（1）同侧乳房既往接受过乳腺或胸壁放疗者。

（2）病变广泛或确认为多中心病灶，且难以达到切缘阴性或理想外形。

（3）肿瘤经局部广泛切除后切缘阳性，再次切除后仍不能保证病理切缘阴性者。

（4）患者拒绝行保留乳房手术。

（5）炎性乳腺癌。

保乳治疗的相对禁忌证：

（1）活动性结缔组织病，尤其硬皮病和系统性红斑狼疮或胶原血管疾病患者，对放疗耐受性差。

（2）肿瘤直径 > 5cm 者。

（3）靠近或侵犯乳头（如乳头 Paget's 病）。

（4）广泛或弥漫分布的可疑恶性微钙化灶。

8. 保乳术后的患者，局部复发和远处转移的几率是否比改良根治术后的患者要高？

研究结果表明保乳手术和改良根治术三年无病生存率、总生存率、局部复发率、远处转移率差别无统计学意义。因此保乳手术治疗Ⅰ、Ⅱ期乳腺癌患者的近期疗效和改良根治术相近，是Ⅰ、Ⅱ期乳腺癌患者首选的手术方式。

9. 保乳治疗前应告诉患者哪些内容?

保乳治疗术前,医生应与患者充分沟通,告诉患者如下内容:

(1)经过大样本临床试验证实(超过1万名患者),早期乳腺癌患者接受保留乳房治疗和全乳切除治疗后生存率以及发生远处转移的概率相似。

(2)保留乳房治疗包括保留乳房手术和术后的全乳放疗,其中保留乳房手术包括肿瘤的局部广泛切除加腋窝淋巴结清扫或前哨淋巴结活检。保留乳房治疗还需要配合必要的全身治疗,例如化疗和(或)内分泌治疗。

(3)术后全身性辅助治疗基本上与乳房切除术相同,但因需配合全乳放疗,可能需要增加相关治疗的费用和时间。

(4)同样病期的乳腺癌,保留乳房治疗和乳房切除治疗后均有一定的局部复发率,前者5年局部复发率为2%～3%(含第二原发乳腺癌),后者约1%,≤35岁的患者有相对高的复发和再发乳腺癌的风险。保乳治疗患者一旦出现患侧乳房复发仍可接受补充全乳切除术,并仍可获得很好的疗效。

(5)保留乳房治疗可能会影响原乳房的外形,影响程度因肿块的大小和位置而异。

(6)虽然术前已选择保乳手术,但医生手术时有可能根据具体情况更改为全乳切除术(例如术中或术后病理报告切缘阳性,当再次扩大切除已经达不到美容效果的要求,或再次切除切缘仍为阳性时)。

(7)有乳腺癌家族史或乳腺癌遗传易感(如BRCA1、BRCA2或其他基因突变)者,有相对高的同侧乳腺复发或对侧发生乳腺癌的风险。

10. 保乳术后的病人为何必须行放射治疗?

术后为防止仍有残存或多中心肿瘤发生,需对保留乳房进行放疗,用一定剂量的放射线杀灭残存的癌细胞。这对于实施保乳术的乳腺癌患者来说可明显降低局部复发率。

11. 保乳术后并发症有哪些?

(1)残腔及腋窝创口内血清肿形成:由于乳房内淋巴管丰富,保乳手术后有淋巴血清肿形成趋势。乳房残腔的淋巴血清肿对患者有益,有助于保持乳房外形,若液体积聚太多,局部隆起,可穿刺抽吸至隆起消失即可。腋窝部应保持负压吸引通畅,使皮肤贴于胸壁上。

(2)乳房蜂窝织炎:是保乳术后一种少见的后期并发症,发病率低于 5%。一般在术后数月或数年发生,其发病类似术后上肢淋巴水肿引起的蜂窝织炎。临床表现多种多样,可表现为乳房皮肤及皮下组织弥漫性感染,包块炎性血清肿,局限性乳房炎或弥漫性乳房疼痛、肿胀、皮肤红肿。也可表现为慢性复发性蜂窝织炎,与乳腺癌复发的症状相似,应加以区别。必要时做钼靶摄片,观察乳腺实质有无复发的征象,诸如针芒状块影或钙化点。若有此征象,需做影像引导下穿刺活检。对标准疗程抗生素治疗耐药的良性表现病例,也需做穿刺活检,以排除乳腺癌复发。乳房蜂窝织炎对抗生素治疗敏感,治疗后全身症状很快消失,但乳房病变的改善较慢。慢性蜂窝织炎持续 4 个月以上无缓解,应行皮肤活检,以排除肿瘤复发。

(3)远期不良反应:保乳手术相关的远期不良反应包括乳房纤维化、乳房淋巴水肿和慢性复发性乳房蜂窝织炎。乳房纤维化和乳房淋巴肿与手术创伤和术后放射治疗剂量、照射野及射线投照角度有关。一般放射治疗后具有不同程度的乳房纤维化,但如掌握恰当剂量,可以保证外观效果。

12. 保乳手术术中放疗(intra-operative radiotherapy, IORT)主要方法有哪些? 基本原理是什么? 需要何种设备?

主要方法:

(1)经典方法:在手术室切除肿瘤后,把患者推到加速器房照射,再回到手术室完成手术,这样患者需往返于手术室与加速器房之间,明显延长了手术时间,阻碍了术中放疗发展。

（2）微型可移动直线加速器：20世纪90年代微型可移动直线加速器的出现，使IORT跨出了重要的一步，同时配备有可移动的防护屏，以保证术中放射防护，不必来回转送患者，整个放疗时间仅约20分钟。现已研制出多种术中放疗设备，如低能X线（约50kV）微型源，通过立体定向方法，把照射源精确送到任何体腔，可以是自然体腔，也可以是肿瘤切除后的残腔。

基本原理：

放疗可抑制原发癌周围的遗传不稳定细胞生长，使乳腺腺体不利于肿瘤生长。而目前的全身性治疗，如芳香化酶抑制药或卵巢抑制药的使用，是通过减少雌激素对乳腺细胞的刺激来达到预防局部复发的目的的。随着全身治疗作用的增强，放疗仅需针对原发癌周围，这是早期乳腺癌保乳手术部分乳腺照射（包括术中放疗）的理论基础。Christie医院的临床试验证明了这一观念，708例乳腺癌患者被随机分为标准全乳放疗组和原发癌所在象限的小范围放疗组，结果发现小范围放疗组的局部复发率较高，究其原因，小范围放疗组的靶区大小固定，没根据肿瘤大小而相应调整，这就使一部分患者照射范围不足。重要的是，对这些结果按原发肿瘤的类型进行分析时发现，仅在浸润性小叶癌或伴有广泛导管内成分的癌存在照射范围不足，而在504例浸润性导管癌，两组局部复发率无显著差异。

放疗设备：

（1）Intrabeam：使用50kV软X线，距施用器1cm时的剂量为5Gy，0.5cm为10Gy，紧靠时为20Gy，照射时间20～30分钟。

（2）Mobetron：使用4～12MeV电子线，剂量为20Gy，照射时间3～5分钟，设备重量1275kg。

（3）Novec-7：使用4～12MeV电子线，剂量为20Gy，照射时间3～5分钟，设备重量650kg。

13. 术中放疗的优点有哪些？其疗效如何？

IORT是一种特殊的放疗技术，是在肿瘤切除后对瘤床给予足量单次照射或作为常规放疗后的瘤床加量。

优点：

（1）准确定位放疗靶区，直接照射高复发风险的乳腺组织。

（2）由于术中采取保护措施，重要脏器（心、肺等）及周围皮肤免受照射，减少放射损伤及放射引起的第二原发肿瘤的发生。

（3）单次大剂量照射提高放射生物学效应，术中单次照射 21 Gy，可相当于术后常规放疗 58 ~ 60 Gy。

（4）缩短手术放疗间隔时间至零时间（有利于降低局部复发率），不影响术后化疗、靶向治疗、内分泌治疗等全身治疗。

（5）由于 IORT 仅对小部分乳腺照射，可避免全乳放疗后照射乳腺萎缩、皮肤收缩、粗糙及色素沉着等并发症，美容效果更好。

（6）避免了患者 5 ~ 6 周的往返交通，使得更多的患者愿意接受保乳手术。

放疗效果：

近 20 年来，对 IORT 已开展了多项研究，作为综合治疗的一部分，其在许多肿瘤的治疗中显示出满意的局部控制率，如中、晚期直肠癌、胃癌、生殖系统癌，以及骨、软组织肿瘤。IORT 也用于脑、头颈部肿瘤、肺及胰腺肿瘤，局部控制率达到 90%。Ⅲ期肺癌、不可切除胰腺癌局部控制率也达 40% ~ 80%。IORT 近年来已成为早期癌的唯一放射治疗，特别是在乳腺癌，临床结果非常满意，这些研究成果主要来自米兰的欧洲肿瘤研究所（EIO），已引起国际学术界的浓厚兴趣。

14. 术中放疗指征有哪些？

我国术中放疗还处于探索阶段，目前采用美国洛杉矶妇女健康中心的标准，随着临床资料的积累，中国将会有自己的标准。

（1）保乳手术唯一放疗指征

①年龄≥ 45 岁的浸润性乳腺癌，肿直径≤ 2.5 cm，淋巴结无转移。

②年龄＜ 45 岁的浸润性乳腺癌，肿瘤直径≤ 1 cm，淋巴结无转移。

③导管原位癌肿瘤直径≤ 3 cm。

④保乳手术后乳腺内局部复发，要求再次保乳，并符合上述3条。

⑤签订术中放疗协议书。

（2）保乳手术后外放疗的瘤床加量指征

①年龄≥45岁的浸润性乳腺癌，肿瘤直径>2.5 cm，淋巴结无转移。

②年龄<45岁的浸润性乳腺癌，肿瘤直径>1 cm，淋巴结无转移。

③术中接受IORT，术后病理检查发现淋巴结有转移。

④术中接受IORT，术后发现有局部复发风险高的因素（如多处切缘阳性）。

⑤签订术中放疗协议书。

15. 什么是前哨淋巴结活检术？

循证医学Ⅰ级证据证实，乳腺癌前哨淋巴结活检（sentinel lymph node biopsy，SLNB）是一项腋窝准确分期的微创活检技术。SLNB可准确评估腋窝淋巴结病理学状态，对于腋窝淋巴结阴性的患者，可安全有效地替代腋窝淋巴结清扫术（axillary lymph node dissection， ALND），显著降低并发症，改善生活质量。

乳腺癌SLNB的流程包括：适应证的选择、示踪剂的注射和术前淋巴显像，术中SLN的检出，SLN的术中和术后组织学、细胞学和分子生物学诊断，SLN阳性患者的腋窝处理及SLN阴性代ALND患者的术后随访等。

16. 什么是腋窝淋巴结清扫术？

腋窝清扫术是指将腋窝内淋巴结和周围脂肪组织完整切除。

乳腺癌主要转移途径为淋巴和血液，乳腺75%的淋巴回流至同侧腋窝淋巴结，对于浸润性乳腺癌原则上都应该行腋窝清扫术，以预防肿瘤通过淋巴途径转移。同时通过清扫腋窝可以判断手术当时腋窝内是否存在淋巴结转移以及转移淋巴结的数目，这两个指标与患者的预后有明显相关性，并且了解腋窝淋巴结的转移情况有利于对乳腺癌进行正确的分期，对于指导辅助治疗有重要的意义。

17. 什么是乳房单纯切除术?

乳房单纯切除术是指将乳腺(包括乳头乳晕)完整切除。

根据目前乳腺癌的治疗理念,对于临床淋巴结阳性的患者仅行乳房单纯切除术是不够的,应加行腋窝淋巴结清扫;对于临床淋巴结阴性的患者,仅行乳房单纯切除术也可能是不够的,应加行前哨淋巴结活检。

18. 乳房单纯切除术的适应证有哪些?

(1)导管原位癌(ductal carcinoma in situ, DCIS)

①多中心、多灶性 DCIS;DCIS 伴广泛、弥散性钙化者。

②肿块较大的高级别 DCIS。

③保乳手术切缘阳性,再次切除仍切缘阳性,或为保证切缘阴性而无法获得较好外形者。

④ DCIS 行保乳手术 + 放疗后局部 DCIS 复发者。

⑤有胶原性血管疾病,既往有胸部放疗史或早中孕而禁忌放疗者。

⑥中央病变侵犯乳头乳晕者。

⑦ Paget's 病。

⑧患者有切除乳腺的意愿。

(2)浸润性乳腺癌

①单纯乳房切除术不是浸润性乳腺癌的标准术式,对于临床淋巴结阴性患者可与前哨淋巴结活检术联合应用,如前哨淋巴结阳性需加行腋窝淋巴结清扫。

②保乳术后局部复发者,因既往已行腋窝淋巴结清扫,复发后仅需行单纯乳房切除术。

③少数情况下患者高龄体弱、不能耐受全麻而又禁忌保乳术,可在局麻下行单纯乳房切除术,术后加或不加区域胸壁及腋窝放疗。

④乳房肉瘤:较大的分叶状囊肉瘤、血管肉瘤等。

⑤预防性双侧单纯乳房切除术:患者有如下几种高危因素且有切除乳腺之意愿:有乳腺癌或卵巢癌家族史的妇女,特别是家族中患者发病年龄小于 50 岁者;

BRCA1、BRCA2、PTEN、Tp53 突变基因携带妇女；年轻时曾行胸部放疗的霍奇金淋巴瘤的女性患者，10～20 年后乳腺癌发病风险升高；小叶原位癌患者易得双侧乳腺癌。

⑥预防性对侧单纯乳房切除术：一侧乳腺癌患者如存在上述基因易感性，对侧乳腺患乳腺癌的风险明显升高，如患者有切除对侧乳腺的意愿，可行预防性对侧单纯乳房切除术；浸润性小叶癌患者对侧乳腺患乳腺癌的风险高于浸润性导管癌患者，除非患者有意愿，一般不推荐行预防性对侧单纯乳房切除术，应密切随访。

⑦高危乳腺病变：无法判断的弥散性乳房微钙化灶；非常致密的乳腺，乳腺癌发病风险升高，但诊断困难，多次穿刺活检虽有助于诊断，但会产生瘢痕，从而影响今后对乳腺的检查，这些情况有时可考虑行预防性单纯乳房切除术。

19. 乳房单纯切除术的禁忌证有哪些?

(1)转移性乳腺癌：应以全身治疗为主。

(2)炎性乳腺癌、局部晚期乳腺癌：应先行新辅助治疗，再考虑手术治疗。

(3)全身情况差：不能耐受大手术。

20. 乳房单纯切除术有哪些并发症?

(1)伤口感染：一般在术后 4～5 日发生，感染多发生在切口或引流管部位，表现为局部皮肤红肿热痛，如果不及时处理，可导致脓肿、皮瓣坏死、伤口裂开。术前预防性抗生素应用可减少伤口感染发生率。

(2)出血或血肿：一般在术后 24 小时内发生，表现为引流管内引流出较多血性液体或皮瓣青紫、瘀斑、隆起，如不及时处理，可导致伤口感染、皮瓣坏死、伤口愈合延迟。

(3)血清肿或皮下积液：乳房单纯切除术后最常见的并发症，表现为术后引流管不能早期拔除或拔除后出现皮下血清样液体积聚，如不及时处理可导致伤口感染、伤口愈合延迟、皮瓣坏死。

（4）皮瓣坏死：现已少见，早期表现为皮瓣苍白，后发展为皮瓣青紫、发黑，可继发感染、伤口愈合延迟、切口裂开。

21. 什么是乳腺癌改良根治术?

乳腺癌改良根治术有两种术式，即保留胸大肌和胸小肌的根治性乳房切除I式（Auchincloss术）和仅保留胸大肌切除胸小肌的Ⅱ式（Patey术）。改良根治术主要适用于临床I期和Ⅱ期乳腺癌患者。

22. 乳腺癌改良根治术有什么优点?

改良根治术的主要优点是保留胸肌，使胸壁外观接近正常，在腋静脉下剥离腋窝组织，彻底清除腋窝淋巴结，既达到了对乳腺癌局部区域的根治，减少术后淋巴结水肿的发生，又保护了胸壁良好外形和上肢的功能，提高患者术后生活质量，并为术后乳房再造提供条件。自20世纪80年代以来，已经基本取代了传统根治术，成为目前国内、外治疗乳腺癌采用最多的术式。

23. 乳腺癌改良根治术术式经历了怎样的历史变迁?

1894年，Halsted和Meyer分别报道了乳腺癌根治术，即切除包括肿瘤在内的全部乳腺，部分乳腺皮肤以及胸大小肌、腋淋巴结。在那个没有放化疗的年代，这一术式明显降低了乳腺癌手术的死亡率并提高了术后的生存率，取得了空前的成功。1906年，Handley改进了这一术式，提出保留胸大肌的根治术。1938年，Patey和Duson在此基础上提出了保留胸大肌，切除其筋膜的改良根治术（Patey术式）。1963年，Auchincloss报道了保留胸大小肌的另一种乳腺癌改良根治术（Auchincloss术式），这一术式成为当今改良根治术的基础。国际协作前瞻性随机临床试验比较了乳腺癌根治术与改良根治术的疗效，随访10～15年，两组结果没有统计学意义，但是改良根治术的形体效果和上肢功能恢复都比根治术好。虽然现在乳腺癌的治疗趋势由最大的可耐受治疗向最小的有效性治疗发展，保乳手术成为I、Ⅱ期乳腺癌的首选，但改良根治术这一基本术式，在国内，特别是不具备保乳手术的基层医院，仍然常规开展。

24. 乳腺癌改良根治术适应证有哪些？

适用于临床 I、II 期及部分 III 期且无手术禁忌的患者。

25. 乳腺癌改良根治术并发症有哪些？

（1）切口感染：主要表现为局部红、肿、热、痛，伤口引流量增加，引流液浑浊，严重者可有发热、外周血白细胞计数升高等全身表现。切口感染的主要表现形式有蜂窝织炎及切口化脓。

（2）皮瓣坏死：分两种类型即表皮坏死和皮肤全层坏死。表皮坏死主要表现为术后 24 小时内表皮红肿、光亮，随后坏死，与真皮层分离，其间有渗液，形成水疱。全层坏死多因皮瓣严重缺血所致，表现为术后 24 小时内皮瓣苍白、弹性差，继而出现水肿或青紫，数天后坏死区与周围正常皮肤界限逐渐清晰，坏死区发黑，周围皮肤红肿。

（3）瘢痕挛缩及上肢活动受限：瘢痕跨越肩关节或进入腋窝，肩关节或腋窝皮肤受瘢痕牵拉，肩关节功能受限，尤其上肢外展、上举受限。严重者肩部肌肉萎缩，出现"冰冻肩"。

（4）上肢淋巴水肿：可发生在术后任何时期，表现为术后患侧上肢肿胀，使关节活动受限，水肿区域皮下组织张力增加，且易发生感染。

26. 什么是乳腺癌根治术？

乳癌根治术是针对乳癌患者采取的外科治疗手段之一。根治术的范围是将整个患病的乳腺连同癌瘤周围 5 cm 宽的皮肤、乳腺周围脂肪组织、胸大小肌和其筋膜以及腋窝、锁骨下所有脂肪组织和淋巴结整块切除。

27. 乳腺癌根治术有哪些适应证？

乳腺癌根治术适合于临床 II、III 期患者，主要用于临床 III 期患者。但此手术方式由于种种局限性，已基本被淘汰。现仅用于局部晚期乳腺癌侵及胸肌，以及实施化、放疗有困难的地区。

28. 乳腺癌根治术有哪些相对禁忌证?

以下情况若能取得病理诊断,给予新辅助治疗,降期后还可手术治疗。

(1)肿瘤破溃。

(2)乳房皮肤水肿。

(3)癌肿与胸壁固定。

(4)乳房皮肤出现"卫星"结节。

(5)患侧上肢水肿。

(6)已有远处转移。

(7)腋窝淋巴结固定。

(8)炎性乳腺癌。

29. 乳腺癌根治术有哪些并发症?

同"乳腺癌改良根治术"。

30. 什么是乳腺癌扩大根治术?

乳腺癌扩大根治术的理论依据是局部晚期乳腺癌内乳区淋巴结转移率为 17%～30%,与约有 70% 转移率的腋窝淋巴结同属第一站淋巴结。手术基本原则是在经典根治术基础上同时整块清除第 1～4 肋间内乳区的淋巴结群。手术方式有胸膜外法(Urban 术)及胸膜内法(Margottni 术)两种术式。该术式的优点在于清除内乳区淋巴结,比较彻底地清扫了乳腺的全部一级淋巴组织,与经典根治术相比,减少局部复发率。但与其他术式相比其并发症较多,现已淘汰。

31. 乳腺癌扩大根治术有哪些适应证?

原发肿瘤位于中央区和内乳区,影像学检查提示内乳淋巴结有转移且不适合行局部放疗者。

32. 乳腺癌扩大根治术有哪些禁忌证?

年龄较大、体质差、有心肺等重要脏器疾病者。

33. 乳腺癌扩大根治术有哪些并发症?

乳腺癌扩大根治术的术后并发症基本同改良根治术术后并发症,但其最为严重的并发症为手术相关气胸。

如术中发现胸膜破裂,可用小圆针1号丝线缝合,告诉麻醉师鼓肺后迅速结扎。由于第1、2肋间处胸膜很薄,且又缺少胸横肌覆盖,故该处胸膜破口难以修补,可用其邻近游离肌肉瓣填塞破口。如果缺损较大,可切取患者大腿阔筋膜,或用人工补片修补。若术后发现气胸,如果肺压缩在30%以下,无需处理,可待其自行吸收;肺压缩在30%以上,应行胸腔闭式引流术。

34. 乳房缺失重建的总原则

(1)重建术的选择以对肿瘤治疗情况、患者身体状况、吸烟史、并发症及患者意愿的评估为基础。

(2)术前应对肿块切除术后的预期外观结果进行评估。

(3)手术方式的选择应以最小的手术创伤换取最佳的手术效果;应根据患者的具体情况选择相应的重建方式和手术时机。

(4)适合行保乳手术的患者,不主张行重建手术。

(5)适合用假体重建的患者,不主张用肌皮瓣。

(6)适合用背阔肌皮瓣的患者,不主张用腹直肌皮瓣。

35. 乳腺癌患者乳房重建方式有哪些?

乳房重建的方法可以简单地分为三种:

(1)利用乳房假体植入。

(2)利用自身组织瓣重建术式。

(3)将乳房假体植入和自身组织瓣结合。

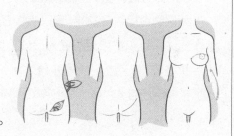

36. 乳腺癌术后何时行乳房重建手术?

乳房重建在时间上可分为术中即时乳房重建和术后延期乳房重建。

(1)术中即时乳房重建:是指在乳房肿瘤切除的同时,进行乳房重建,它的优点是肿瘤切除与重建一次完成,患者没有乳房缺失的体验,重建的乳房形态也好。一般认为,即时乳房重建适用于 I 期 II 期的乳腺癌患者。

(2)术后延期乳房重建:是指乳腺癌术后,经过一段时间,再重建乳房。现在普遍认为乳腺癌术后 1 ~ 2 年,经临床检查确认无复发、转移的患者,可以考虑行乳房重建。它的优点是患者有过乳房缺失的经历,对重建的乳房的要求比较理想,但患者要再经历一次,甚至多次手术的痛苦,费用相对也较高。

37. 何为自体组织乳房重建?

自体组织乳房重建是将下腹部或背部的组织做成带血管的皮瓣,转移到胸部,塑造成乳房的形状,再将腹部或背部供区直接缝合,有时还需要在显微镜下将腹部的血管和胸部的血管吻合,手术需要 2 ~ 4 小时。自体组织移植重建的乳房,形态逼真,效果持久,质地柔软,有以下优点:易于塑性,下垂感好,同时可以矫正锁骨下凹陷和腋前襞的缺损;对放疗的耐受性较假体好;避免了异物带来的心理不适。根据移植方式可以分为带蒂移植和游离移植。常用的皮瓣包括横行腹直肌皮瓣(TRAM)、腹壁下动脉深穿支皮瓣(DIEP)、腹壁浅动脉皮瓣(SIEA)、背阔肌皮瓣(LDF)、臀大肌皮瓣、髂腰部皮瓣等。

38. 何为假体置入乳房重建?

如果胸前组织量充足,可以直接置入乳房假体重建乳房。如果胸前组织量不足,则需要进行组织扩张后再置入假体,也就是重建过程分两期进行,第一期是置入软组织扩张器,术后 2 ~ 4 周开始注水扩张,每次注水后可能会感觉胸部压迫感。注水扩张器完成后 4 ~ 6 周进行第二期手术,取出扩张器,置入永久乳房假体。

39. 是否可以同时行自体组织乳房重建 +假体置入乳房重建?

可以。乳腺癌手术后乳房再造术,按照手术的时机可分为:即刻乳房再造术、二期乳房再造术;按照手术所用材料可分为:自体组织移植法、置入材料(扩张器和乳房假体)法,两种方法可联合应用。常用的乳房再造方法有:腹直肌肌皮瓣转移、背阔肌肌皮瓣转移、臀大肌肌皮瓣游离移植、植入皮肤扩展器和乳房假体。

40. 乳房重建术后近期会有哪些并发症? 临床表现有哪些?

组织扩张器和假体置入术后早期并发症:出血、血肿、血清肿、感染、皮肤缺失、假体外露和扩张器外露、移位。

41. 乳头和乳晕是否可以重建? 有哪几种方式?

乳头和乳晕的重建可以在乳房重建的同时进行,也可以在乳房重建手术后任意时间进行,门诊手术就可完成,不需要住院。乳头可以用局部皮瓣重建,乳晕可以选择其他部位的皮肤移植或通过纹身的方法使其颜色加深。

42. 如何预防重建的乳头及乳晕坏死?

重建乳头及乳晕坏死是采用组织移植法进行乳头、乳晕重建手术后最严重的并发症。保留皮肤的乳房重建或乳头成形术者,由于乳头缺乏了主要的血供来源,加之乳头的隆起,胸部加压压力过大易导致血运障碍,进而发生乳头坏死,可用中间剪孔的棉垫或多层纱布套在乳头上,使乳头悬空,然后再覆盖敷料以防止乳头受压。

43. 乳房重建术后何时穿着塑身衣及其作用?

乳房重建术后应用胸带固定3周,然后换用无钢托的胸罩固定3个月,或穿弹力塑形衣,以固定乳房并对乳房塑形,减少切口张力,预防重建乳房下垂变形,防止重建乳房的移位。

44. 乳房重建后会留下新的瘢痕吗？

应用下腹部或背部肌皮瓣进行重建的情况下，手术后腹部的下方或背部会留下一横行的瘢痕，可被内衣遮盖。手术后 3 ~ 6 个月瘢痕会发红，之后慢慢变得不明显，可以通过硅凝胶贴剂外敷抑制瘢痕形成。个别瘢痕体质的患者，术后可能会瘢痕增生，可以通过放疗加以抑制。

45. 重建后的乳房会变形吗？

自体组织重建的乳房，最初包含有部分肌肉组织，较健侧稍大，2 ~ 3 个月后肌肉萎缩，形态逐渐稳定对称。重建乳房随体重变化而变化的情况因人而异。一般认为与正常的乳房一样，会随着肥胖或消瘦等体重的变化而变化。临床实践表现，手术后体重增加 6kg 以上的患者，重建乳房开始有所增大。

46. 置入的乳房假体对身体有危害吗？会诱发乳腺癌复发转移吗？

由于怀疑硅凝胶假体会导致自身免疫性疾病，1992 年 1 月美国 FDA 禁止应用硅凝胶假体，同年 4 月又批准硅凝胶乳房假体可以应用于乳房重建，1999 年美国国家科学院医学研究所的研究报告表明，硅凝胶假体不会导致全身性疾病，不会增加乳腺癌的发病率，不会对生命构成危害。部分研究结果甚至表明，接受硅凝胶假体的人群中乳腺癌的发生率有所下降。

二、围术期的护理

1. 术前准备中皮肤准备是指什么？为什么要皮肤准备？

皮肤准备是指术前做好个人卫生，如洗头、洗澡、修剪指甲，护士会为您将患侧腋毛及手术区域皮肤的汗毛仔细消毒剃净，督促您去除内衣，更换手术衣裤等。之所以要做皮肤准备，是因为手术需要经过皮肤进入腺体和组织进行操作，而皮肤特别是毛发中有很多肉眼看不见的微生物，如不清除很容易导致术中感染，故术前做好皮肤准备将会减少感染的发生。

2. 功能锻炼是指什么? 为什么术前要做功能锻炼?

功能锻炼是指术前嘱病人患侧上肢做外展动作,抬肩运动,指导患者有效咳嗽,练习吹气球及在床上排尿排便的习惯。术前锻炼患肢的活动度是为了避免术中患肢一直处于外展动作带来的术后酸痛感。有效咳嗽可以避免术后病人在床上无效咳嗽时窒息发生的可能,吹气球增加病人的肺活量,提高手术前后肺部的耐受性,床上排尿排便训练是让病人提前习惯床上解大、小便,因为手术后当日不可以下床,许多病人会不习惯在床上解大、小便,这样的锻炼会避免床上活动的不适应性,从而避免术后床上不会排便排尿。

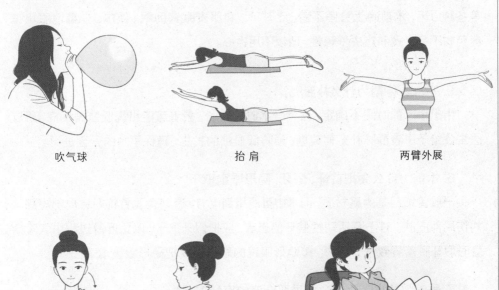

吹气球　　　　　　　抬肩　　　　　　　两臂外展

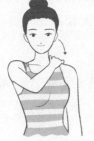
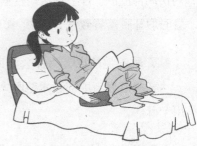

外展　　　　　　　　　　　床上排便

3. 术前饮食应注意什么，为什么术前要禁食禁水？

术前几日应鼓励患者进食高蛋白、高能量、含丰富维生素和膳食纤维的食物。提高患者手术的耐受性，促进术后伤口的愈合。术前一日指导患者进食流质饮食，术前 4 小时禁水，术前 8 小时禁食直至手术因为麻醉后，人的意识和咳嗽反射会暂时消失，此时胃内的食物和水会反流至口腔，进入气管，导致肺部感染，甚至导致窒息，所以术前需要禁水、禁食。

4. 术前晚失眠了怎么办？

由于病人对于医院环境的不了解、紧张、担心术后预后情况、担心手术过程等等各种原因，术前晚上会睡不着，此时可以口服安眠药助眠。偶尔、少量地服用镇静药物不会上瘾和产生依赖性，所以不用担心。

5. 手术等待期为什么补液呢？

由于手术的时间不确定，禁食禁水时间较长，患者可能出现低血糖反应，所以医生会给予患者静脉补充葡萄糖，预防低血糖的发生，确保手术的安全进行。

6. 术前为什么要把首饰、假牙、隐形眼镜取下？

一般首饰都是金属材质，而术中可能用到电刀，遇到金属首饰时会局部短路，灼伤局部皮肤。对于有活动性假牙的患者，应把假牙取下，以免麻醉过程中气管插管时假牙脱落导致气管异物。戴隐形眼镜的患者也要把隐形眼镜取下。

7. 乳腺癌的患者为什么要采取全麻的麻醉方式？

乳腺癌患者局部手术范围大，脊髓阻断平面高，其他麻醉方式不够安全，故采用全麻。

8. 手术晨护士应该为病人做什么？

手术晨护士应该测量病人的生命体征，确保手术的安全；检查及督促您更换手术衣，脱下内衣、袜子，取下首饰、活动性假牙、隐形眼镜等；长头发的患者可以将头发编成两个辫子；检查定位处皮肤上的标记是否清晰，以免出现手术失误；检查患侧腋毛是否剔除；确认女性患者没有来月经；安慰病人，与病人进行心理沟通，减少病人的紧张情绪；嘱病人上厕所；给病人注射术前针；与手术室护士进行交接术中用药、片子、PICC 导管、胸带和其他特殊医疗器械等；将病人送至电梯口。

9. 手术晨病人应该注意什么？

手术晨患者正常洗漱，术晨不能吃饭、喝水，对于高血压患者术晨可以含一小口水将高血压药服下，对于糖尿病患者，术晨不能服用降糖药及注射胰岛素，以免产生低血糖反应。

更换好病号服，取下首饰，脱下内衣及袜子，备好胸带，准备好手术需要带进手术室的片子，确认没有月经来潮。

10. 术后病人应采取什么体位？什么时候可以枕枕头？

全麻病人术后患者返回病房以后，未完全清醒者，采取平卧位，头偏向一侧，以防口中呕吐物或口腔分泌物误吸至气道，导致窒息。一般术后 6 小时，病人神志清醒便可采取自由体位，给予枕枕头，但要注意患肢不可大幅度活动，不可外展。

11. 术后患者饮食上要注意什么？

术后病人无恶心、呕吐等麻醉反应者，一般在回病房 2～3 小时全麻清醒时可以正常进食。但要注意不可进食辛辣刺激、太硬的食物。术前患者长时间不进食，应以清淡半流质为主，多次少量进食，以免产生胃部的不适。次日便可给予各种高蛋白、高能量，含丰富维生素和膳食纤维的食物摄入。

12. 术后创面出血的观察及护理？

术后大量出血会危及病人生命，多在术后 24 小时内，应严密观察患者血压、血氧饱和度；患者是否出现烦躁、面色及口唇苍白、伤口疼痛、局部皮肤瘀青；敷料是否有明显渗血，若有渗血应在辅料渗血四周作标记，观察出血情况是否加重；观察伤口引流管内引流液的量，若短时间内引出大量血性液体，积极处理，配合抢救，必要时再次进入手术室进行创面止血。

13. 术后患肢为什么不能测血压及做穿刺及静脉输液?

行乳腺癌根治术的患者的患肢,由于清扫了腋窝淋巴结,淋巴回流受阻,腋静脉回流不畅,而测血压及做穿刺及静脉输液等治疗均会引发或加重水肿,故不能测血压、穿刺、抽血和静脉输液等操作。

14. 术后伤口疼痛怎么办?

术后伤口疼痛属于正常现象, 首先医护人员排除伤口大出血引发血肿导致疼痛的可能,一般我们会给以视觉模拟法(VAS 划线法)进行疼痛评分,分数低于 3 分的不给予处理,大于 3 分的单次给予镇痛药物。

15. 术后为什么要用胸带加压包扎患者的手术部位?

术后手术部位要用胸带加压包扎。胸带的松紧度必须适宜,使皮瓣与创面紧贴。如果胸带包扎过紧,可引起皮瓣、术侧上肢的血运障碍,如腋部血管受压,则患肢脉搏摸不清,皮肤发绀,皮温下降; 如果胸带包扎过松,容易出现皮瓣下积液,皮瓣或转移皮瓣与胸壁分离,伤口难以愈合。包扎过紧、过松对病人均会产生不利影响,都需要重新包扎。

16. 术后患者什么时候可以下床活动?

一般情况下,术后患者麻醉完全清醒、体力允许, 便可下床活动。手术当日患者有各种引流管道,不建议此时下床活动。手术次日,为避免体位性低血压,嘱患者先在床上坐一会,缓慢起身,不可过快过猛。我们鼓励患者早期下床活动,这样有利于病人的康复,又可以减少术后并发症的发生。

17. 留置导尿什么时候可以拔除? 应该注意什么?

一般术后第二天患者已经练习了膀胱功能,有排尿反射时便可拔除导尿管。留置尿管期间应该观察尿液的颜色和量,并防止患者在不清醒时自己拔除尿管。

18. 术后发热是正常现象吗?

术后病人 3 日内发热比较常见, 称为术后"吸收热", 而非感染性发热, 一般不会超过 38.5℃, 不予特殊处理, 3 天后会自行消失。如超过 3 天或体温超过 38.5℃, 应遵医嘱给予处理。

19. 术后患者的伤口引流管的重要性? 如何护理? 什么时候可以拔管?

术后伤口引流管的放置位置一个在切口下缘, 一个在腋下. 皮瓣下引流管有利于及时引流皮瓣下的渗液和积气, 使皮瓣和创面紧贴, 避免感染和坏死, 促进愈合。

护理措施: 妥善固定引流管。保持引流管的通畅, 持续负压吸引, 下床活动时, 将引流袋(瓶)低于管口高度。观察引流液的颜色和性质, 记 24 小时的引流量.

拔管的标准: 拔管的标准是引流液的量, 通常连续 3 天每 24 小时引流液量在 10 ~ 15ml 以下时便可考虑拔管。

20. 如果有皮下积液该怎么办呢?

保持引流通畅, 包扎松紧度适宜, 避免患侧上肢过早外展, 术后 3 日内患侧肩部制动。下床活动时, 用吊带托扶, 需他人扶持时, 只能扶患者健侧, 引流管拔出后出现皮下积液, 在严密消毒后抽吸积液或再次放置引流管, 并加压包扎。

21. 术后创面皮瓣坏死该如何护理?

是由于皮瓣缝合张力过大所致。主要表现为皮瓣边缘出现皮下积液, 逐渐全层皮肤变黑变硬, 继而坏死。应注意: 加压包扎不宜过紧, 及时处理皮瓣下积液, 对已有边缘发黑、坏死的皮瓣, 保持清洁、干燥。

22. 愈合后创面应该如何处理?

清洗时, 用柔软的毛巾轻轻将皮肤上的水分吸干, 防止干燥脱屑, 促进血液循环, 防止皮肤坏死。

23. 上肢水肿如何预防?

主要由于上臂淋巴,静脉回流不畅,皮瓣坏死后感染,局部积液等原因导致。防治措施:术后避免上肢注射,抽血及测量血压,及时处理皮瓣下积液,平卧时用枕头垫高肘部,促进淋巴静脉回流,按摩患侧上肢,适当进行手臂运动,热敷腋区及上肢。

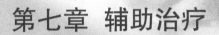

第七章 辅助治疗

(一)乳腺癌的辅助化疗

1. 什么是辅助化疗?

辅助化疗,也称术后化疗,指在手术后给予的全身化疗。

2. 为什么乳腺癌术后还要进行辅助化疗?

乳腺癌是一种全身性疾病,在早期即可发生血行转移,微小转移灶的存在是乳腺癌治疗失败的主要原因。术后辅助化疗的目的是消除体内可能已存在的微小转移灶或微小残余病灶,提高疗效,降低乳腺癌患者的复发率并降低死亡危险,延长患者无病生存期和总生存期。

3. 我已行 4 周期术前新辅助化疗,那么我术后还需要行几个周期的辅助化疗? 方案一样吗?

中国专家推荐可根据术前化疗的周期数、疗效以及术后病理检查结果再继续选择相同化疗方案、或更换新的化疗方案以及不辅助化疗,见于目前尚无足够证据,故无法统一。我们推荐: 新辅助化疗 + 术后辅助化疗总共 6 或 8 个周期,术后推荐 2 或 4 个周期。具体疗程根据不同化疗方案而定。

4. 什么样的患者需要进行辅助化疗?

《中国抗癌协会乳腺癌诊治指南与规范》(2013 版)推荐的辅助化疗适应证: ①肿瘤 > 2cm; ②淋巴结阳性; ③激素受体阴性; ④ Her-2 阳性(对 T1a 以下患者目前无明确证据推荐使用辅助化疗); ⑤组织学分级为 3 级。

5. 乳腺癌辅助化疗有什么原则?

辅助化疗方案的制定应综合考虑肿瘤的临床病理学特征、患者方面的因素、患者的意愿以及化疗可能的获益和由之带来的不良反应等。免疫组化检测常规包括 ER、PR、Her-2 和 Ki-67。

6. 乳腺癌辅助化疗的药物有哪些?

乳腺癌化疗有效的单药包括环磷酰胺、氟尿嘧啶、长春瑞滨、蒽环类药物(多柔比星、表柔比星)、紫杉类药物(紫杉醇、多西紫杉醇)、卡培他滨、吉西他滨等。

7. 乳腺癌辅助化疗的方案有哪些?

根据《中国抗癌协会乳腺癌诊治指南与规范(2013版)》,乳腺癌辅助化疗方案有:

不含曲妥珠单抗的方案

TAC 方案

多西他赛 75 mg/m^2, iv, 第 1 天

多柔比星 50 mg/m^2, iv, 第 1 天

环磷酰胺 500 mg/m^2, iv, 第 1 天
　　　　　21 天为 1 个周期, 共 6 个周期
　　　　　(所有周期均用 G-CSF 支持)

剂量密集 AC→ P方案

多柔比星 60 mg/m^2, iv, 第 1 天

环磷酰胺 600 mg/m^2, iv, 第 1 天
　　　　　14 天为 1 个周期, 共 4 个周期

序贯以紫杉醇 175 mg/m^2, iv3h 第 1 天, 14 天为 1 个周期, 共 4 个周期

(所有周期均用 G-CSF 支持)

AC → P/T 方案

多柔比星 60 mg/m^2, iv, 第 1 天

环磷酰胺 600 mg/m^2, iv, 第 1 天
　　　　　21 天为 1 个周期, 共 4 个周期

序贯以紫杉醇 80 mg/m^2, iv1h 第 1 天, 每周 1 次, 共 12 周

或紫杉醇 175 mg/m^2, iv1h 第 1 天, 每 3 周 1 次, 共 12 周

或多西他赛 100 mg/m^2, iv 第 1 天, 21 天为 1 个周期, 共 12 个周期

TC方案

多西他赛 75 mg/m^2, iv, 第 1 天

环磷酰胺 600 mg/m^2, iv, 第 1 天

} 21 天为 1 个周期, 共 4 个周期

AC方案

多柔比星 60 mg/m^2, iv, 第 1 天

环磷酰胺 600 mg/m^2, iv, 第 1 天

} 21 天为 1 个周期, 共 4 个周期

FAC 方案

氟尿嘧啶 500 mg/m^2, iv, 第 1、8 天

多柔比星 50 mg/m^2, iv, 第 1 天

环磷酰胺 500 mg/m^2, iv, 第 1 天

} 21 天为 1 个周期, 共 6 个周期

CMF方案

环磷酰胺 100 mg/m^2, po, 第 1 ~ 14 天

甲氨蝶呤 40 mg/m^2, iv, 第 1、8 天

氟尿嘧啶 600 mg/m^2, iv, 第 1、8 天

} 28 天为 1 个周期, 共 6 个周期

EC 方案

表柔比星 100 mg/m^2, iv, 第 1 天

环磷酰胺 830 mg/m^2, iv, 第 1 天

} 21 天为 1 个周期, 共 8 个周期

剂量密集 A→ T→ C方案

多柔比星 60 mg/m^2, iv, 第 1 天, 14 天为 1 个周期, 共 4 个周期

序贯以紫杉醇 175 mg/m^2, iv, 3h, 第 1 天, 14 天为 1 个周期, 共 4 个周期

序贯以环磷酰胺 600 mg/m^2, iv, 第 1 天, 14 天为 1 个周期, 共 4 个周期
（所有周期均用 G-CSF 支持）

FEC→T 方案
氟尿嘧啶 500 mg/m^2, iv, 第 1 天
表柔比星 100 mg/m^2, iv, 第 1 天 　　　　} 21 天为 1 个周期, 共 3 个周期
环磷酰胺 500 mg/m^2, iv, 第 1 天
序贯以多西他赛 100 mg/m^2, iv, 第 1 天, 21 天为 1 个周期, 共 3 个周期

FEC→P 方案
氟尿嘧啶 600 mg/m^2, iv, 第 1 天
表柔比星 90 mg/m^2, iv, 第 1 天 　　　　} 21 天为 1 个周期, 共 4 个周期
环磷酰胺 600 mg/m^2, iv, 第 1 天
序贯以紫杉醇 100 mg/m^2, iv, 第 1 天, 每周 1 次, 共 8 周

含曲妥珠单抗的方案
AC → PH 方案
多柔比星 60 mg/m^2, iv, 第 1 天 　　　　} 21 天为 1 个周期, 共 4 个周期
环磷酰胺 600 mg/m^2, iv, 第 1 天
序贯以紫杉醇 80 mg/m^2, iv, 1h, 第 1 天, 每周 1 次, 共 12 周
同时曲妥珠单抗首次剂量 4 mg/kg, 之后 2 mg/kg, 每周 1 次, 共 1 年
也可在紫杉醇结束后曲妥珠单抗首次剂量 8 mg/kg, 之后 6 mg/kg, 每 3 周 1 次, 共 1 年
在基线、第 3、第 6 和第 9 个月时监测心功能

剂量密集 AC → PH 方案

多柔比星 60 mg/m², iv, 第 1 天

环磷酰胺 600 mg/m², iv, 第 1 天　　　｝14 天为 1 个周期，共 4 个周期

序贯以紫杉醇 175 mg/m², iv, 3h 第 1 天, 14 天为 1 个周期, 共 4 个周期

（所有周期均用 G-CSF 支持）

同时采用曲妥珠单抗，首次剂量 4 mg/kg，之后为 2 mg/kg，每周 1 次，共 1 年

也可在紫杉醇结束后用曲妥珠单抗，首次剂量 8 mg/kg，之后 6 mg/kg，每 3 周 1 次，完成 1 年

在基线、第 3、第 6 和第 9 个月时监测心功能

TCH 方案

多西他赛 75/m², iv, 第 1 天

卡铂 AUC6, iv, 第 1 天　　　｝21 天为 1 个周期，共 6 个周期

同时用曲妥珠单抗，首次剂量 4 mg/kg，之后为 2 mg/kg，每周 1 次，共 17 次

化疗结束后曲妥珠单抗 6 mg/kg，每 3 周 1 次，完成 1 年

在基线、第 3、第 6 和第 9 个月时监测心功能

TH → FEC 方案

多西他赛 100 mg/m², iv, 第 1 天, 21 天为 1 个周期, 共 3 个周期同时采用曲妥珠单抗，首次剂量 4 mg/kg，之后为 2 mg/kg，每周 1 次，共 9 次

序贯以氟尿嘧啶 600 mg/m², iv, 第 1 天

表柔比星 60 mg/m², iv, 第 1 天　　　｝21 天为 1 个周期，共 3 个周期

环磷酰胺 600 mg/m², iv, 第 1 天

在基线、末次 FEC、化疗后 12 个和 36 个月监测心功能

AC → TH 方案

多柔比星 60 mg/m^2, iv, 第 1 天

环磷酰胺 600 mg/m^2, iv, 第 1 天 $\Big\}$ 21 天为 1 个周期，共 4 个周期

序贯以多西他赛 100 mg/m^2, iv, 第 1 天，21 天为 1 个周期，共 4 个周期

同时用曲妥珠单抗，首次剂量 4 mg/kg，之后 2 mg/kg，每周 1 次，共 11 周

化疗结束后用曲妥珠单抗，6 mg/kg 每 3 周 1 次，完成 1 年

在基线、第 3、第 6 和第 9 个月时监测心功能

PH → FECH 新辅助方案

曲妥珠单抗，首次剂量为 4 mg/kg，之后为 2 mg/kg，每周 1 次，共 23 次

紫杉醇 225 mg/m^2, iv, 24 h 第 1 天，21 天为 1 个周期，共 4 个周期

（或紫杉醇 80 mg/m^2, iv, 1h 第 1 天每周 1 次，共 12 周）

序贯以氟尿嘧啶 500 mg/ m^2, iv, 第 1、4 天

表柔比星 75 mg/ m^2, iv, 第 1 天

环磷酰胺 500 mg/ m^2, iv, 第 1 天 $\Big\}$ 21 天为 1 个周期，共 4 个周期

8. 化疗方案那么多，不同的患者应如何选择化疗方案？

(1) 激素受体阳性、Her-2 阳性的术后患者

a. 伴有腋窝淋巴结转移，辅助化疗加曲妥珠单抗是标准推荐。

b. 不伴有腋窝淋巴结转移或腋窝淋巴结转移灶 ≤ 2 mm。

• 原发灶 > 1 cm，推荐接受辅助化疗加曲妥珠单抗；

• 原发灶 0.6 ~ 1 cm，需综合考虑；

• 原发灶 < 0.6 mm，不推荐辅助化疗。

(2) 激素受体阳性、Her-2 阴性的术后患者

a. 伴有腋窝淋巴结转移，辅助化疗是标准推荐。

b. 不伴有腋窝淋巴结转移或腋窝淋巴结转移灶 ≤ 2 mm。

·原发灶 > 1 cm，推荐接受 21 基因 RT-PCR 复发风险检测以决定是否接受辅助化疗；

·原发灶 0.6 ~ 1 cm 之间，也推荐接受 21 基因 RT-PCR 复发风险检测以决定是否接受辅助化疗；

·原发灶 < 0.6 mm，不推荐辅助化疗。

（3）激素受体阴性、Her-2 阳性的术后患者

a. 伴有腋窝淋巴结转移，辅助化疗加曲妥珠单抗是标准推荐。

b. 不伴有腋窝淋巴结转移或腋窝淋巴结转移灶 ≤ 2 mm

·原发灶 > 1 cm，推荐接受辅助化疗加曲妥珠单抗

·原发灶 0.6 ~ 1 cm 之间，推荐接受辅助化疗加（或不加）曲妥珠单抗

·原发灶 < 0.5 cm，腋窝淋巴结转移灶 ≤ 2 mm，推荐接受辅助化疗加（或不加）曲妥珠单抗

（4）激素受体阴性、Her-2 阴性的术后患者

除了肿瘤浸润灶 ≤ 0.5 cm 且不伴有淋巴结微转移灶患者不推荐辅助化疗，其他患者均接受辅助化疗。

9. 乳腺癌辅助化疗一般从什么时候开始？

术后辅助化疗的开始时间至今尚未有明确定论，多在乳腺癌术后 1 个月之内开始，根据患者具体情况而定。我们推荐手术后 10 ~ 14 天开始术后第一次化疗。

10. 辅助化疗需要持续多长时间？

大量研究显示，乳腺癌手术后辅助化疗以 4 ~ 6 个周期（3 ~ 6 个月）为宜。对于化疗中选择两种非交叉耐药化疗方案者，化疗周期可增加至 8 个周期。如无特殊情况，应按规定周期完成。

11. 如何判断辅助化疗的疗效?

目前临床尚无明确生物学指标和影像学诊断来判断化疗疗效,只在临床表现和影像学诊断提示疾病进展时,说明该化疗方案无效。

12. 化疗常见的不良反应有哪些? 化疗为什么会有毒副作用?

化疗药物是通过干扰肿瘤细胞的增殖而发挥控制肿瘤生长的作用的。由于细胞复制是正常细胞和肿瘤细胞所共有的特点,而现在的肿瘤化疗药物大多选择性不强,因此在一致杀伤肿瘤细胞的同时,对正常细胞群,尤其是增殖旺盛的细胞(如骨髓胃肠道上皮头发根部)具有抑制作用、杀伤作用,并对机体重要器官如肝肾心、肺)也有一定的毒性作用,导致在化疗期间常或多或少出现的不良反应,影响患者的生活质量和治疗计划,甚至由于毒性不可逆而导致死亡。

常见的化疗不良反应有:

(1)身体衰弱:可出现周身疲乏无力、精神萎靡、出虚汗、嗜睡等。

(2)免疫功能下降。

(3)骨髓抑制:大多数化疗药物均可引起骨髓抑制,表现为白细胞和血小板下降,甚者红细胞、血红蛋白下降等。

(4)消化障碍:食欲下降、饮食量减少、恶心、呕吐、腹胀、腹痛、腹泻或便秘等。很多化疗药物通过刺激胃肠道黏膜引发上述症状。

(5)炎症反应:发热、头晕、头痛、口干、口舌生疮等。

(6)心脏毒性:部分化疗药物可产生心脏毒性,损害心肌细胞,患者出现心慌、心悸、胸闷、心前区不适、气短等症状,甚至出现心力衰竭。心电图检查可出现 T 波改变或 S-T 段改变等。

(7)肾脏毒性:有些化疗药物大剂量可引起肾功能损害而出现腰痛、肾区不适等。

(8)肺纤维化:环磷酰胺、长春新碱、博来霉素等可引起肺纤维化,胸片可见肺纹理增粗或呈条索状改变。对既往肺功能差的患者来说更为危险,甚者可危及生命。

(9)静脉炎：以往或在基层医院绝大多数化疗药物的给药途径是经外周静脉滴注，因此可引起不同程度的静脉炎，病变的血管颜色变成暗红色或暗黄色，局部疼痛，触之呈条索状。严重者可导致栓塞性静脉炎，发生血流受阻。

(10)神经系统毒性：主要是指化疗药物对周围末梢神经产生损害作用，患者可出现肢端麻木，肢端感觉迟钝等。如长春新碱、长春花碱、长春酰胺、长春瑞滨等均可出现不同程度的神经毒副反应。

(11)肝脏毒性：几乎所有的化疗药物均可引起肝功能损害，轻者可出现肝功能异常，患者可出现肝区不适。甚者可导致中毒性肝炎。

(12)脱发：肿瘤化疗药物会损伤毛囊，导致毛囊内增殖较快的细胞死亡，引起不同程度的脱发，其中以蒽环类、环磷酰胺、紫杉类为明显。

(13)发热：发热伴有血细胞减少及感染是药物毒性的早期表现，发热也可是药物急性全身反应的一部分而与白细胞无关。

(14)色素沉着和皮炎：环磷酰胺、阿霉素、5-氟尿嘧啶、卡培他滨等易引起色素沉着和皮炎。

(15)生殖系统毒性：可引起女性月经减少、月经推迟、闭经、白带增多、阴道出血，男性精子缺乏、睾丸萎缩等。

(16)眼部损害：使用顺铂等可引起结膜炎、角膜炎、视神经炎、一过性失明、畏光、眼睑下垂、白内障、视力减退等眼部损害。

(17)听力损害：顺铂、卡铂、干扰素可对听神经造成损害，导致耳鸣、耳聋或者头晕，严重者会出现不可逆的高频听力丧失。

(18)药源性疼痛：使用紫杉醇后易出现药源性疼痛，表现为全身或下肢肌肉、关节的酸痛。

(19)继发肿瘤：一些肿瘤患者在化疗后获得长期生存或长期缓解，却又发生第二肿瘤。与化疗有关的继发肿瘤主要是急性非淋巴细胞性白血病。

13. 化疗以后的骨髓抑制分级及相应处理原则是什么?

骨髓抑制是化疗非常常见的非特异性毒性，主要表现为化疗药物对特定干细胞动力学的影响，而减少周围血液中成熟的、有功能的血细胞数量，其减少程度与外周血液中血细胞成分的生存期有关。如红细胞的生物半衰期为 120 日，血小板为 5 ~ 7 日，粒细胞为 6 ~ 8 小时，所以化疗后首先表现出血细胞计数减少的是白细胞，然后是血小板、红细胞。大多数联合化疗在用药后 1 ~ 2 周出现白细胞下降，10 ~ 14 天左右达最低点，3 ~ 4 周时恢复至正常。

骨髓抑制分级:

分级 （NCI-CTC 3.0）	I	II	III	IV
白细胞 （×10⁹）	3.0 ~ 3.9	2.0 ~ 2.9	1.0 ~ 1.9	< 1.0
中性粒细胞 （×10⁹）	1.5 ~ 2.0	1.0 ~ 1.4	0.5 ~ 0.9	< 0.5
血红蛋白 （g/L）	100 ~ 110	80 ~ 99	65 ~ 79	< 65
血小板 （×10⁹）	75 ~ 99	50 ~ 74	10 ~ 49	< 10

处理措施: I 级白细胞减少且无继续降低趋势: 密切观察，加强营养，可口服恢复血象药物如利血生、鲨肝醇、利可君等或中药制剂。II 级白细胞减少: 给予造血生长因子的干预治疗，可根据患者的一般状况及既往化疗周期中骨髓抑制的特点决定。III、IV 级白细胞减少需常规应用造血生长因子。

中性粒细胞减少是化疗中较严重的不良事件之一，显著增加感染风险，甚至是致命性感染，也是化疗被迫减量或停药的最常见原因。为此，可推荐预防性应用 G-CSF。

合并有粒细胞缺乏性发热、IV级白细胞减少合并感染的患者,应按如下原则处理:

(1)保护性隔离。

(2)予以足量 G-CSF 治疗。

(3)广谱抗生素抗感染治疗,同时行痰培养、血培养、尿常规等检查,以及药物敏感试验,腹泻者行大便细菌培养及涂片检测菌群分布。

(4)每1~2日复查血常规。

(5)配合口腔护理、肛周清洗等防护措施。

(6)忌食生冷食物。

(7)监测出入量,有入量不足、脱水征象者给予补液支持治疗。

(8)监测重要脏器功能,尤其对一般状况较差的高龄患者或伴有心肺基础疾病、糖尿病等高危患者,治疗基础疾病的同时,可视病情予以营养心肌、抑酸、化痰等支持治疗,避免急性应激反应的发生,避免多脏器功能衰竭。

(9)向患者及家属告知风险。

(10)IV级骨髓抑制恢复后可延期1周左右再行下一周期化疗。

化疗后血小板下降可见于紫杉类和卡铂方案,I~II级血小板减少可加强观察,不予药物处理。III~IV级血小板减少可予以白介素-II(IL-II)、血小板生成素(TPO)等药物治疗,必要时输注血小板,预防致命性出血。一般来说,血小板 20×10^9/L 以下时,有指征输注,此外,患者有肝功能障碍等伴随疾病及凝血障碍时,一旦发生血小板减少时就比单纯血小板减少者易发生出血。

在乳腺癌辅助化疗阶段,一般无严重化疗相关性贫血发生。患者更多可在饮食、补充铁剂等方面加以注意。

14. 如何减轻化疗的副作用? 在化疗期间应该注意些什么问题?

减轻副作用的方法:

(1)骨髓抑制:常用的方法就是升高白细胞的药物比如粒细胞刺激因子等等。

（2）消化道反应：消化道的症状如食欲减退、恶心、呕吐、腹泻等都是很常见的，有的甚至会持续 1 周以上，注意饮食，鼓励患者多食高营养、易消化饮食，少量多餐，禁油腻及刺激性食物，腹泻时注意补充水分。进食少者可通过静脉营养。

（3）神经系统的毒害：与总量有关，大剂量及反复用药时明显，损伤耳螺旋器的毛细胞，引起高频失听，在一些患者表现的头昏、耳鸣、耳聋、高频听力丧失；少数表现为球后神经炎、感觉异常、味觉丧失。注意水化，同时也可以加甘露醇利尿。用药期间尚应多饮水，备用肾上腺素、皮质激素、抗组胺药，以便急救使用。为了减轻神经毒性，常规服用维生素 B_1、维生素 B_6 和人参皂苷 Rh2 等。

（4）肝毒性：给予护肝药物如葡醛内酯、联苯双酯、甘草酸二胺、谷胱甘肽、二磷酸果糖、肌苷口服液、左旋腺苷蛋氨酸等可减轻化疗药物对肝的损害。

（5）肾毒性：化疗时要多饮水，使用顺铂、甲氨蝶呤、异环磷酰胺和大剂量环磷酰胺使用时要补液并使尿液碱化，以减轻药物对肾脏的损害。

（6）心脏毒性：治疗过程中应做心电监护、左心室射血指数测定及服用辅酶 Q_{10} 或其他保护心肌的药物如果糖二磷酸钠、三磷酸腺苷等。

（7）过敏反应：用紫杉醇前给予糖皮质激素和抗组胺药可预防和减轻过敏反应的发生。

（8）脱发：一旦出现脱发，停药后可逐渐生长，因此对患者身体没有不良影响。

（9）免疫系统毒性：出现口腔霉菌感染可用制霉菌素液漱口，如发生带状疱疹，应停药。也可用一些免疫调节剂，如胸腺肽、免疫核糖核酸等，有助于免疫功能恢复。

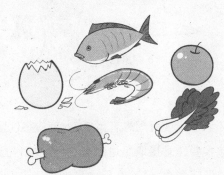

（10）生殖系统毒性：在大多情况是可逆的，停药后恢复正常。

肿瘤属于消耗性疾病，在肿瘤病人中营养不均衡、营养不良是常见的。

因此,增进食欲、加强营养对肿瘤病人的康复十分重要。日常生活中要注意营养合理,食物尽量做到多样化、多吃高蛋白、多维生素、低动物脂肪、易消化的食物及新鲜水果、蔬菜,不吃陈旧变质或刺激性的东西,少吃熏、烤、腌泡、油炸、过咸的食品,主要粗细粮搭配,以保证营养平衡。

15. 辅助化疗期间出现腹泻和便秘该怎么办?

许多化疗药物使用后会出现不同程度的消化道症状。如: 恶心、呕吐、胃肠功能紊乱等,表现出腹泻或便秘,当有上述症状时,应及时告知医护人员,采取相应措施。

(1)首先饮食方面应进温热、低脂、少渣、易消化、富含营养的高蛋白,高热量、高维生素和矿物质饮食,注意少量多餐,细嚼慢咽,禁食生冷、过热、过酸、辛辣、

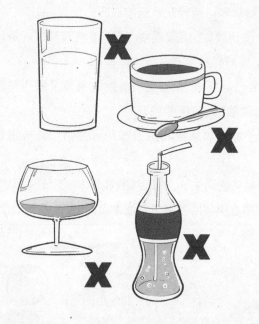

油炸、牛奶、咖啡、酒类、碳酸饮料等刺激性食物。

(2)应多饮水,保证每天摄取3000 ml 液体量。

(3)注意每次排便后用软纸擦拭肛周,勿损伤肛周皮肤,保持内裤、床单清洁干燥,肛门有刺激症状者可用温水擦洗或坐浴。

(4)适当卧床休息,避免腹部按摩、压迫和腹压增高等机械性刺激,注意腹部的保暖,以减少肠蠕动,有利于减轻腹泻症状。必要时可给予止泻、收敛的药物。一般1~3天就会缓解。化疗后出现便秘者较出现腹泻患者为多。此时应多饮水,每天清晨可饮一杯温开水或淡盐开水。饮食要注意摄取足量的食物纤维,纤维素有亲水性,能吸收水分,使食物残渣膨胀并形成润滑凝胶,在肠内易推进,刺激肠蠕动,利于激发便意和排便反射。可摄入

香蕉和带皮的新鲜水果、各种蔬菜、麦片等多种纤维食物促进排便。适当增加运动量,如散步、做体操等,可促进直肠供血及肠蠕动,有利于排便。适当进行腹部按摩,增加肠蠕动,采取热敷减轻腹胀。必要时还可辅以润肠、通便的药物。若既往化疗时曾出现过便秘情况,以上措施可提前预防应用(相应的护理见新辅助化疗护理部分)。

(二)乳腺癌的辅助内分泌治疗

1. 什么是乳腺癌的辅助内分泌治疗? 所有患者都可以进行辅助内分泌治疗吗?

对于激素受体 ER 和(或)PR 阳性乳腺癌患者,术后继续进行的内分泌治疗统称为辅助内分泌治疗。只有激素受体阳性的患者才可进行辅助内分泌治疗。

2. 我的乳腺癌病理报告上有 ER 和 PR, 怎么解释? 阳性和阴性代表什么?

ER 是英文 Estrogen Receptor 的缩写,就是指雌激素受体;PR 是英文 Progesterone Receptor 的缩写,就是指孕激素受体。诊治医生通过检查乳腺癌病人的 ER 和 PR 是阳性还是阴性来决定是否进行内分泌治疗。一般来说,有 2/3 以上的乳腺癌病人的 ER 阳性,40% ~ 50% 病人的 PR 阳性,对所有乳腺癌 ER 和(或)PR 阳性的病人均需做内分泌治疗。同时, ER、PR 也是判断预后的一个重要指标。研究证实,乳腺癌 ER 阳性的病人较 ER 阴性的治愈率高,复发率低,PR 的预后意义较 ER 更加突出。

3. 绝经的定义是什么?

在 2013 年中国抗癌协会《乳腺癌诊治指南与规范》中, 关于绝经的判定有以下明确的定义:

(1)已经进行双侧卵巢切除;

(2)年龄≥ 60 岁;

(3)年龄 60 岁以下, 在没有接受化疗、三苯氧胺、托瑞米芬和抑制卵巢功能功能治疗的情况下，自然停经 12 个月以上，且血雌二醇（E_2）、促卵泡激素（FSH）达到绝经后水平；

（4）年龄 60 岁以下，接受三苯氧胺、托瑞米芬治疗，血 E_2、FSH 达到绝经后水平。注意：正在接受 LH-RH 类似物或激动剂治疗的患者无法判定是否绝经；正在接受辅助化疗的绝经前妇女，停经不能作为判断绝经的依据。

4. 什么叫围绝经期表现？

围绝经期表现又称更年期综合征，指妇女绝经前后出现性激素波动或减少所致的一系列以自主神经系统功能紊乱为主，伴有神经、心理症状的一组症候群。绝经可分为自然绝经和人工绝经两种。自然绝经指卵巢内卵泡用尽，或剩余的卵泡对促性腺激素丧失了反应，卵泡不再发育和分泌雌激素，不能刺激子宫内膜生长，导致绝经。人工绝经是指手术切除双侧卵巢或用其他方法停止卵巢功能，如放疗和化疗等。单独切除子宫而保留一侧或双侧卵巢者，不作为人工绝经。

（1）月经改变：大多数妇女月经变化从 40 岁左右开始，绝经年龄平均为 49.5 岁。少数妇女出现功能性子宫出血，甚至造成严重贫血。

（2）泌尿生殖道改变：生殖器官开始萎缩，黏膜变薄，易发生老年性阴道炎及性交疼痛，憋不住尿等。

（3）神经精神症状：主要为潮红、阵阵发热、出汗等血管舒张症状。情绪不稳定、激动易怒、抑郁多烦、记忆力减退、工作能力下降等。

（4）皮肤皱纹逐渐增多，有的出现瘙痒、毛发开始变白脱落。腹部和臀部脂肪增多，容易发胖。

（5）心血管系统变化：血压易波动，常出现高血压、心前区闷痛不适、心悸、气短，动脉硬化发生率增加，冠心病发病率也上升。

（6）骨质疏松：从 40 岁左右起，女性骨质开始脱钙，每年钙丧失 1%，如不补钙，可导致骨质疏松。其后果是脊柱的压缩，身材变矮，脊柱后突和行走困难，严重时产生脊柱压缩性骨折，容易发生骨折，常见于上肢桡骨远端及下肢股骨。女性骨折的发生率为男性的 6 ～ 10 倍。

服用三苯氧胺等内分泌药物可引起围绝经期表现。

5. 如何缓解药物引起的围绝经期症状? 有药物可以干预吗?

(1) 胃肠道反应: 轻微的症状可不予特殊处理, 服药一段时间后症状会逐渐缓解。较严重者须对症处理, 如相应给予促消化药物、促进胃肠动力药。

(2) 骨关节、肌肉症状: 每半年到 1 年检查骨密度, 监测是否存在骨量减少, 即使不存在骨质疏松, 也应适当补钙, 可口服钙片和维生素 D_3, 指南推荐每半年一次唑来膦酸, 可抑制药物导致的骨质丢失及加强骨质的重建。同时应适当户处活动, 保证充足的阳光照射可预防性应用双膦酸盐。

(3) 血栓性疾病: 定期监测血脂情况, 尤其是有高血压、高脂血症、冠心病特别是血管支架置入术后等既往疾病史的患者, 并在医师指导下控制血压、血脂, 必要时可行血管多普勒超声检查, 以明确是否存在血管栓塞。

(4) 生殖系统、性功能改变: 一定要定期做 B 超检查, 定时向专科医生咨询。

(5) 血管舒缩症状: 小剂量雄激素可减轻潮红症状。

6. 如何鉴别化疗引起的闭经与绝经?

如果您化疗前还有月经, 化疗后月经就停止了, 这需要判断您是真的绝经, 还是假绝经, 因为一部分病人在接受化疗后出现月经不调, 甚至闭经, 这在很大程度上与化疗药物的使用有关, 而非真正意义上的绝经。

目前对绝经判断依据以下几点:

(1) 双侧卵巢切除术。

(2) 年龄 ≥ 60 岁。

(3) 年龄 < 60 岁, 停经 ≥ 12 个月, 在近一年没有接受化疗, 他莫昔芬、托瑞米芬或抑制卵巢功能治疗, 且 FSH 及雌二醇水平在绝经后的范围内。

(4) 年龄 < 60 岁, 正在服用他莫昔芬或托瑞米芬, FSH 及雌二醇水平在绝经范围内。

（5）正在接受 LH-RH 类似物或激动剂治疗的患者无法判定是否绝经。

（6）正在接受辅助化疗的绝经期前妇女，停经不能作为判断绝经的依据。

因此，对于化疗引起停经的妇女，如果考虑使用芳香化酶抑制剂作为内分泌治疗，则需进行卵巢切除或连续多次检测 FSH 和 / 或雌二醇水平以确保患者处于真的绝经状态。

7. 我是子宫切除的患者，怎么判断我是否达到绝经状态？

（1）≥ 50 岁，化疗 ≥ 1 年，1 年内至少 3 次 E_2 及 FSH 水平连续测定均达到绝经后水平；

（2）45 ～ 50 岁，化疗后 ≥ 2 年，2 年内 E_2 及 FSH 水平连续测定至少 3 次均达到绝经后水平；

（3）< 45 岁，由于卵巢功能恢复的概率较大原则上不适用本标准。

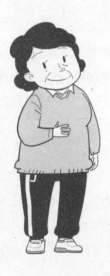
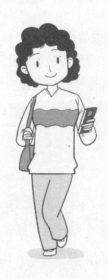
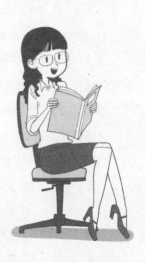

8. 我在服用芳香化酶抑制剂期间需要监测雌激素水平吗?

我们建议服用芳香化酶抑制剂期间需要定期监测 E_2、FSH 水平,定期复查妇科 B 超。一旦出现阴道出血,应立即停药,同时进行 E_2、FSH 水平测定和相关妇科检查。

9. 绝经的发生机制是什么?

绝经可分为自然绝经和人工绝经两种。前者指卵巢内卵泡耗竭,或剩余的卵泡对促性腺激素丧失了反应,卵泡不再发育和分泌雌激素,不能刺激子宫内膜生长导致绝经。后者指手术切除双侧卵巢或用其他方法抑制卵巢功能,如放疗和药物治疗等。

10. 对于已经绝经和未绝经的患者,辅助内分泌治疗的药物选择一样吗?

根据绝经前后雌激素分泌的不同,对于抑制乳腺癌细胞生长的治疗方案有着不同之处。绝经前的患者由于卵巢周期性分泌雌激素,主要使用类雌激素抑制乳腺癌细胞的生长。同时绝经前的患者如果年龄较大,且无保留卵巢的意愿,可行双侧卵巢切除的手术治疗,从而达到绝经状态。

绝经后的患者不仅可以使用类雌激素的药物,也可以使用芳香化酶抑制剂药物治疗。因为绝经后体内的雌激素仍然可以由肾上腺、脂肪细胞产生的雄激素前体由芳香化作用而生成,因此可以使用芳香化酶抑制剂的药物,来降低体内雌激素水平,从而达到乳腺癌的治疗效果。

11. 乳腺癌辅助内分泌治疗的药物分类有哪些?

内分泌治疗的药物主要有:

抗雌激素药物:三苯氧胺(他莫昔芬),托瑞米芬,氟维司群;

芳香化酶抑制剂:来曲唑,阿那曲唑,依西美坦;

LHRH 类似物:戈舍瑞林;

孕激素:甲孕酮,甲地孕酮。

12. 这么多的内分泌药物，医生您如何选择内分泌药物呢?

目前，医生会综合指南、大型临床研究结果、患者的绝经状态、身体状况等来制定内分泌治疗的方案。

(1) 绝经前患者辅助内分泌治疗方案:

①一般情况下，首先他莫昔芬 20 mg/d×5 年。治疗期间注意避孕，并每半年至 1 年行 1 次妇科检查，通过 B 超了解子宫内膜厚度。服用他莫昔芬 5 年后，患者仍处于绝经前状态，对于部分患者(如高危复发)他莫西芬延长服用至 10 年是一种黄金方案，有明显获益(2013 年 ATLAS 和 aTTom 研究)。目前尚无证据显示，服用他莫昔芬 5 年后的绝经前患者，后续应用卵巢抑制联合第三代芳香化酶抑制剂会进一步使患者受益。虽然托瑞米芬在欧美少有大组的绝经前乳腺癌循证医学资料，但在我国日常临床实践中，用托瑞米芬代替他莫昔芬也是可行的。

②围绝经期的患者，在服用他莫西芬 2～3 年后，处于绝经后状态，可转换芳香化酶抑制剂直至完成 5 年的内分泌治疗。国际 IES031 研究显示，目前正在服用他莫昔芬 2～3 年的患者一旦确认绝经转换依西美坦满 5 年，可降低疾病复发风险，降低死亡风险，减少第二原发肿瘤的发生和骨转移。

③如患者应用他莫昔芬 5 年后处于绝经后状态，可继续服用芳香化酶抑制剂 5 年，或停止用药。国际 MA17 研究，NSABP B-33 研究等显示，对于用他莫西芬治疗 5 年的绝经患者，再用芳香化酶抑制剂治疗 5 年，可降低复发和远处转移的风险。

④部分患者可考虑他莫西芬联合卵巢功能抑制，以及芳香化酶抑制剂联合卵巢功能抑制。国际 SOFT 和 TEXT 研究的联合分析显示，依西美坦联合卵巢功能抑制相比他莫西芬联合卵巢功能抑制可降低复发风险。

⑤卵巢去势有手术切除卵巢、卵巢放射及药物去势(GnRHa)，若采用药物性卵巢去势，目前推荐的治疗时间是 2～3 年。

(2) 绝经后患者辅助内分泌治疗方案

①第三代芳香化酶抑制剂可以向所有绝经后的 ER 和(或)PR 阳性患者推荐，

尤其是具备以下因素的患者:

- 高度复发风险患者。

- 对他莫昔芬有禁忌的患者; 或使用他莫昔芬出现中、重度不良反应的患者。

- 使用他莫昔芬 20 mg/d×5 年后的高度风险患者。

②可以从一开始就应用 5 年的芳香化酶抑制剂（来曲唑、阿那曲唑或依西美坦）。国际 BIG-198, ATAC, TEAM 临床研究均证实, 对于绝经后的乳腺癌患者, 芳香化酶抑制剂优于他莫西芬。

③他莫昔芬治疗 2 ~ 3 年后直接改用芳香化酶抑制剂(来曲唑、阿那曲唑或依西美坦)满 5 年。国际 BIG-198, ABCSG8, IES031 研究显示: 对于绝经后的乳腺癌患者, 2 ~ 3 年的他莫西芬序贯芳香化酶抑制剂满 5 年优于三苯氧胺。

④他莫昔芬用满 5 年之后再继续应用 5 年芳香化酶抑制剂(来曲唑、阿那曲唑或依西美坦)。国际 MA17 研究, NSABP B-33 研究等显示, 对于用他莫西芬治疗 5 年的绝经患者, 再用芳香化酶抑制剂治疗 5 年, 可降低复发和远处转移的风险。

⑤芳香化酶抑制剂应用 2 ~ 3 年后改用他莫昔芬满 5 年。国际 BIG-198 研究显示: 应用 2 ~ 3 年的来曲唑后改用他莫西芬满 5 年优于三苯氧胺。

⑥部分患者(如芳香化酶抑制剂有禁忌者)选用他莫昔芬 5 年, 是有效而经济的治疗方案。

⑦绝经前患者内分泌治疗过程中, 因月经状态改变可能引起治疗调整。

13. 三苯氧胺的服用剂量是什么样的?

目前, 持续 5 年三苯氧胺口服治疗依然是激素受体阳性乳腺癌辅助内分泌治疗的标准方案。三苯氧胺的常用剂量为每次口服 10 mg, 每日 2 次。2014 年国际 ATLAS 研究和 aTTom 研究显示: 对于 HR+ 的乳腺癌, 延长他莫西芬辅助治疗至 10 年, 可进一步降低复发风险

14. 三苯氧胺有什么不良反应吗？

三苯氧胺的副作用主要表现类似绝经状态,包括潮红、肌肉关节疼痛、月经失调、阴道出血、阴道分泌物增多、还包括胃肠道反应、脂肪肝、视网膜病变和血栓形成等,但从临床多年的使用情况来看,上述不良反应均能被患者耐受。长期使用三苯氧胺的病人有可能出现子宫内膜癌的风险,通过定期复查子宫内膜情况能够及早发现。

15. 服用三苯氧胺有什么禁忌证？

(1) 孕妇及有血栓栓塞性疾病者。

(2) 有深部静脉血栓史者。

(3) 有肺栓塞史者。

(4) 有眼底疾病者。

16. 服用三苯氧胺后,为什么绝经多年的患者又出现月经？

在接受三苯氧胺治疗特别是长期治疗的病人中常常会遇到再次出现"月经"现象,病人也会困惑甚至恐慌,不过这并不是异常现象或不良征兆,在此,需要阐述一下这种现象产生的机理。三苯氧胺这种内分泌药物不仅具有抗雌激素作用,同时也有类雌激素作用;一方面三苯氧胺抑制雌激素受体阳性乳腺癌细胞生长,另一方面它的类雌激素作用则可以刺激子宫内膜增生,当子宫内膜增生到一定程度时会出现坏死脱落,导致阴道不规则出血,类似于"月经"现象,但与正常的月经有很大差别。

17. 服用三苯氧胺后为什么要定期复查子宫附件 B 超？

长期服用三苯氧胺的患者会出现子宫内膜增厚、内膜息肉,甚至有子宫内膜癌的风险,国际 NSABP 临床研究,共入组 13388 例患者,三苯氧胺组的子宫内膜癌的发生率为 0.5%,显著高于安慰剂组,因此对于长期服用三苯氧胺的病人建议每半年至少进行 1 次 B 超检查,及时了解子宫内膜的变化情况,当发现子宫内膜增厚时，必要时应行子宫内膜活检时，以便及早发现子宫内膜肿瘤。

18. 服用三苯氧胺后查 B 超发现子宫内膜增厚该怎么办？

如果乳腺癌病人服用三苯氧胺后出现了子宫内膜增厚，并且病人害怕继续长期服药会发生子宫内膜癌，此时可以换用同类药物托瑞米芬继续治疗。除了托瑞米芬，当病人已经绝经还可以换用第 3 代芳香化酶抑制剂或戈舍瑞林治疗。

19. 三苯氧胺需要与化疗一起使用吗？

2013 年中国抗癌协会《乳腺癌诊治指南与规范》指出，辅助化疗一般不与内分泌治疗或放疗同时进行，化疗结束后再开始内分泌治疗，放疗与内分泌治疗可先后或同时进行。三苯氧胺不宜与化疗同时使用，这一结论出自发表在著名杂志《柳叶刀》上的一项大规模荟萃分析报道，该报道对 37000 例乳腺癌患者的 55 个临床试验结果荟萃分析后得出，ER 阳性患者化疗后加用三苯氧胺比单用三苯氧胺效果好，化疗后序贯合用三苯氧胺的效果优于合用。因此，建议您在化疗的全部疗程结束后再开始口服三苯氧胺。

20. 芳香化酶抑制剂治疗乳腺癌的机制是什么？

芳香化酶是雌激素合成通道中最后一个关键酶，能把雄烯二酮和睾酮转化为雌酮和雌二醇。芳香化酶抑制剂能特异性的结合芳香化酶，阻断卵巢以外的组织雄烯二酮及睾酮经芳香化作用转化成雌激素，达到抑制乳腺癌细胞生长，抑制肿瘤的目的。

21. 常用的芳香化酶抑制剂有哪几种？

目前常用的第 3 代芳香化酶抑制剂主要包括：

（1）非甾体类选择性芳香化酶抑制剂，如来曲唑、阿那曲唑；

（2）不可逆的甾体类芳香化酶抑制剂，如依西美坦。

22. 什么样的患者适合用芳香化酶抑制剂?

芳香化酶抑制剂主要是用于绝经后早期乳腺癌术后的辅助内分泌治疗,以及绝经后激素受体阳性的晚期乳腺癌的解救治疗或维持治疗。

23. 我还没有绝经,但我想用芳香化酶抑制剂怎么办?

芳香化酶抑制剂的适应证主要是用于绝经后激素受体阳性的晚期乳腺癌,以及绝经后早期乳腺癌书后的辅助内分泌治疗,所以建议您还是使用三苯氧胺。如果您在有月经的情况下必须使用手术,放疗或药物这些手段造成人工绝经状态,才可以使用芳香化酶抑制剂。

24. 我手术和化疗后用三苯氧胺已经五年了,检查都很正常,医生要我再服用三苯氧胺或芳香化酶抑制剂,这是为什么呢?

虽然目前三苯氧胺持续五年治疗仍然是激素受体阳性乳腺癌患者长期辅助内分泌治疗的标准方案,然而 2003 年开展的代号 MA-17 临床试验的结果 显示,三苯氧胺治疗五年后,再用芳香化酶抑制剂五年可以进一步提高病人的无病生存期,并降低 43% 的死亡风险。这也提出了一个强化治疗的概念,对于绝经后乳腺癌患者,如果三苯氧胺治疗无进展再强化使用第 3 代芳香化酶抑制剂治疗 5 年,将有更好的临床获益。所以,您的诊治医生正是基于这样考虑,建议您继续服用芳香化酶抑制剂,希望您能获得更长的生存期。

25. 服用芳香化酶抑制剂有什么不良反应?

第 3 代芳香化酶抑制剂不良反应有:骨相关事件、血脂异常、肝肾功能异常等,其他常见不良反应包括骨质疏松症、骨关节疼痛、恶心、呕吐、便秘、头晕、疲乏、外周水肿、皮疹、呼吸困难、胸痛、咳嗽及肝功能损害等。

26. 服用芳香化酶抑制剂为什么会导致骨关节疼痛和骨质疏松?

芳香化酶抑制剂可有效抑制体内芳香化酶的活性,阻断卵巢以外的组织雄烯二酮和睾酮经芳香化转化成雌激素，使雌二醇水平显著降低，这就对乳腺癌患者的骨生理过程产生复杂影响，使成骨细胞的活性降低，而破骨细胞的重吸收功能相对增强，导致骨量减少，进而骨密度降低，出现骨质疏松，引发全身多处骨关节疼痛。

27. 服用芳香化酶抑制剂后怎样减轻骨关节疼痛？

使用芳香化酶抑制剂的患者，每半年检查骨密度，监测是否存在骨量减少，即使不存在骨质疏松，也应适当补钙，可口服钙片和维生素 D，《指南》推荐每半年一次唑来膦酸，可抑制癌症诱发的骨质丢失及加强骨质重建。同时应适当户外活动，保证一定的阳光照射，控制体重。

28. 如何处理及预防芳香化酶抑制剂的不良反应？

（1）子宫内膜出血：定期妇科门诊随访，复查妇科 B 超，关注子宫内膜情况。

（2）骨相关事件：使用芳香化酶抑制剂的患者，每半年到 1 年检查骨密度，监测是否存在骨量减少，即使不存骨质疏松，也应适当补钙，可口服钙片和维生素 D_3，指南推荐每半年一次唑来膦酸，可抑制药物引起的骨质丢失及加强骨质的重建。同时应适当户处活动，保证充足的阳光照射。

（3）血管栓塞：定期监测血脂情况，尤其是有高血压、高脂血症、冠心病，特别是血管支架置入术后等既往疾病史的患者，需在医师指导下控制血压、血脂，必要时可行血管多普勒超声检查，以明确是否存在血管栓塞。

（4）肝肾功能异常：定期监测血常规、肝肾功能，如有白细胞计数下降或肝肾功能异常者，应及时就诊、治疗。

（5）胃肠道反应：轻微的症状可不予特殊处理，服药一段时间后症状会逐渐缓解。较严重者须对症处理，如相应给予促消化药物、促进胃肠动力药。

（6）热潮红和盗汗：热潮红是体温调节系统受干涉的表现。避免辛辣食物、酒精和咖啡因。尝试分层穿衣，这样在热潮红开始出现的时候，可以很轻易脱掉。当你感觉到它开始出现时，可以喝一些凉水或果汁。睡在凉爽的房间，并使用透气的床单和被褥。

（7）恶心：开始治疗少数患者可能出现轻微的恶心。建议餐后喝一杯牛奶或睡前服用药物。

（8）乏力、疲劳：可能发生，但一般不会太严重，不会影响日常生活。定期进行合适的运动包括快走、健身跑和骑自行车。但不要过度锻炼。每周 3~4 次定期快走可以有效降低疲乏。也可在医生的指导下，使用增强免疫的药物。

（9）腹泻：可能出现轻微的腹泻，利用非处方药物例如洛哌丁胺可以有效治疗，也可咨询你的医生采取适当治疗。

（10）头痛：极少数患者可能发生头痛，一般较轻微，可以服用非处方止痛药（例如布洛芬）一般足以减轻疼痛，或咨询你的医生。

（11）阴道干涩和丧失性欲：可尝试使用阴道滋润剂，并与配偶坦然交流。最佳选择是无味的水性凝胶，并且不含任何染料。但不建议使用含有油和脂肪的乳膏。

因乳腺癌内分泌治疗药物导致的不良反应程度基本上为轻到中度，故易被患者耐受，对不良反应的治疗基本仅为对症处理，对于治疗过程中出现的任何不良反应，患者应及时至医院就诊。

29. 我是一名服用他莫西芬3年的乳腺癌患者，我已60岁，已绝经，医生让我换用芳香化酶抑制剂，但是我有严重的骨质疏松，可以选择哪种药物呢？

2013 年11 月35 卷第11 期《中华肿瘤杂志》发表了由骨质疏松专家和乳腺外科专家共同制定的，应用芳香化酶抑制剂的绝经后乳腺癌患者骨丢失和骨质疏松的预防诊断和处理共识中提出：对于骨质疏松的患者，可考虑选择对骨丢失影响较小的甾体类芳香化酶抑制剂依西美坦进行治疗，或者也可以不选择芳香化酶抑制剂而选择骨副作用较小的抗雌激素类药物三苯氧胺。因此，对于此有严重骨质疏松的患者，在选择换用第三代芳香化酶抑制剂时，我们推荐选用依西美坦。

依西美坦是甾体类的芳香化酶抑制剂，具有独特的雄激素样结构，是唯一升高骨生成标志物的芳香化酶抑制剂。因此，对骨丢失的影响最小。与阿那曲唑头对头的临床研究（MA27）中显示：依西美坦骨质疏松发生率更少，具有统计学差异；临床骨折、脆性骨折发生风险，依西美坦与阿那曲唑无明显统计学差异。

30. 我是一名患有高胆固醇血症的乳腺癌患者，医生让我服用芳香化酶抑制剂，哪种药物更适合我？

通过大样本的临床研究，可见：依西美坦的高胆固醇血症的发生率与三苯氧胺相当，而来曲唑则高于三苯氧胺，有显著统计学差异。芳香化酶抑制剂辅助临床研究血脂荟萃分析 [British Journal of Cancer.2005，93（Suppl 1）:S23–S27]，荟萃了 ATAC，ITA，IES031，EORTC10951，BIG1–98 等研究的结果显示：从现有芳香化酶抑制剂对血脂影响文献来分析，依西美坦对血脂没有不良影响，阿那曲唑和来曲唑对血脂有一些副作用。依西美坦与阿那曲唑头对头的 MA27 临床研究中也显示，依西美坦引起的高甘油三酯和高胆固醇血症显著低于阿那曲唑。

31. 我患有乳腺癌，心脏不好，有高血压，医生让我服用芳香化酶抑制剂，应选择哪种药物呢？

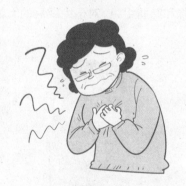

2011 年 cNCCN《指南》中提出，有心血管疾病的患者需考虑芳香化酶抑制剂的风险，包括高血压、心肌梗死和心力衰竭。因次三种芳香化酶抑制剂均可选择，但在使用过程中应密切关注患者心血管事件。

32. 我是一名85岁的乳腺癌患者，年纪这么大了，我本人真的不想动手术了，我的激素受体是阳性，如何选择治疗方式？

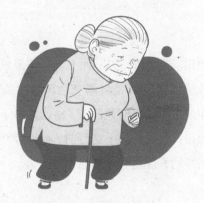

对于激素受体阳性的高龄乳腺癌患者，我们建议可选择新辅助内分泌治疗（或姑息性内分泌治疗）。

原因：

对于绝经后雌激素受体阳性患者治疗

目标是：降低复发率，提高总生存。根据不同患者的肿瘤性质，新辅助治疗可以分为新辅助化疗、新辅助内分泌治疗以及新辅助化疗联合靶向治疗等，对于高龄激素受体阳性的老年患者，既安全又有效的治疗选择是新辅助内分泌治疗。

选择新辅助内分泌治疗目的：

（1）使肿瘤缩小，增加手术机会，同时为保乳手术创造条件。

（2）若肿瘤完全消失达到病理完全缓解可以改善患者的远期生存。

（3）动态观察治疗过程中肿瘤大小变化情况，有利于及时调整治疗方案。

33. 我是一名乳腺癌患者，体重较重，这对我的治疗有影响吗？

乳腺癌的发生、发展与雌激素有关，女性体内雌激素的来源除卵巢以外，还有肾上腺和脂肪组织。对于绝经后的女性，雌激素的主要来源是肾上腺，其次是脂肪，

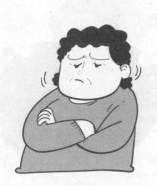

而脂肪组织可生成相当可观的雌激素。而肥胖患者体内雌激素水平远高于体瘦患者雌激素水平。

EBCTCG 对 70 个临床试验 800000 例病人中的数据中所有早期乳腺癌病人的匿名信息包括 BMI（随机）、雌激素受体状态、绝经状态、年龄、治疗情况、复发和死亡数据，针对体重指数对预后影响进行独立分析。大多数患者同时也有肿瘤直径、淋巴结状态的

数据。平均随访时间为 8 年。结果显示在 ER（+）的乳腺癌病人中以年龄分析（而非绝经状态），肥胖与死亡风险的关联性似乎只体现在 55 岁以前。在 5 年的随访期内结果没有明显改变。结论为对于 ER（+）的早期乳腺癌患者，肥胖与死亡风险的相关性仅局限于绝经前/围绝经期病人，而对于 ER 受体阴性或绝经后 ER 受体阳性的乳腺癌患者预后影响不大。

34. 我是一名60岁的乳腺癌患者, 化放疗已结束, 医生让我进行内分泌治疗, 我体重较胖, 选用哪种芳香化酶抑制剂更适合我?

如上题中所述, 乳腺癌的发生、发展与雌激素有关, 女性体内雌激素来源除卵巢以外, 还有肾上腺和脂肪组织。对于绝经后的女性, 雌激素的主要来源是肾上腺, 其次是脂肪, 而脂肪组织可生成相当可观的雌激素。

小鼠体内研究证实, 来曲唑抑制雌激素合成的能力在芳香化酶抑制剂中最强。而肥胖患者体内雌激素水平远高于体瘦患者的雌激素水平, 因此选择内分泌治疗药物时, 要选择抑制雌激素水平最强的药物, 从而有效控制雌激素达到治疗的目标, 最早最快让患者临床获益、延长生存。而 2012 年 Ewertz Metal 发表的一篇关于绝经后雌激素受体阳性肥胖乳腺癌患者内分泌药物选择临床疗效分析文献中也指出, 对于肥胖患者选择来曲唑内分泌临床获益优于阿拉曲唑。所以对于此类病人, 选择来曲唑更为合适。

35. 我是一个绝经后激素受体阳性乳腺癌患者, 需要进行内分泌治疗, 医生给我选用了来曲唑, 这是为什么?

因为乳腺癌复发高峰是术后 2 ~ 3 年, 远处转移占所有复发事件 75%, 远处转移 5 年生存率是 22%, 10 年生存率是 9%, 所以说有效降低远处转移, 才能有长期的生存获益。

我们来看下相关临床研究数据分析: 在一项大型 BIG-198 的临床研究中, 8048 名手术的绝经后乳腺癌妇女进行为期 5 年治疗的研究, 结果显示来曲唑与三苯氧胺相比: 在无病生存上来曲唑有统计学意义的优势; 中位随访 26 个月时, 无病生存为 19%, 长期随访 8.7 年, 也就是 104 个月时带来总生存为 13% 的获益, 具有统计学意义的优势; 且来曲唑组可降低对侧乳腺癌的发生率, 来曲唑给患者带来了一定的生存获益, 所以说医生给你选择了来曲唑。

36. 来曲唑是什么药物? 作用机制是什么?

来曲唑是一种选择性的, 非甾体类的芳香化酶抑制剂。他可以竞争性地与细胞色素 P450 酶亚单位的血红蛋白结合, 从而抑制芳香化酶, 导致雌激素在所有组织中的生物合成减少。激素受体阳性的乳腺癌绝经后女性中, 每天服用 2.5 mg 的来曲唑, 可以分别从基线水平将雌酮和雌二醇的血清浓度降低 75% ~ 78% 和 78%, 在 48 ~ 78 小时可达到最强效果。

37. 来曲唑的不良反应有哪些?

随机分组试验表明, 每天口服来曲唑 2.5 mg, 与药物可能相关的不良反应的发生率为 33%, 明显低于 AG 组的 46%。以恶心 (2% ~ 9%)、头疼 (0 ~ 7%)、骨痛 (4% ~ 10%)、潮热 (0 ~ 9%) 和体重增加 (2% ~ 8%) 为主要表现, 其他少见的还有便秘、腹泻、瘙痒、皮疹、关节痛、胸痛、腹痛、疲倦、失眠、头晕、水肿、高血压、心律不齐、血栓形成、呼吸困难、阴道干燥。

38. 阿那曲唑是什么药? 作用机制是什么?

阿那曲唑是一种高效的、选择性非甾体类芳香化酶抑制剂。阿那曲唑作为芳香化酶抑制剂可减少循环中的雌二醇水平, 进而抑制乳腺癌的生长。已有高灵敏的分析试验显示, 绝经后妇女每日服用 1 mg 阿那曲唑可以降低 80% 以上的雌二醇水平。

39. 阿那曲唑的不良反应有哪些?

潮热, 乏力, 关节痛 / 关节僵直, 关节炎, 头痛, 恶心, 皮疹, 嗜睡, 阴道干燥, 阴道出血, 骨痛。

40. 阿那曲唑的适应证是什么?

(1) 绝经后妇女的晚期乳腺癌的治疗。对雌激素受体阴性的病人, 若其对他莫昔芬呈现阳性的临床反应, 可考虑使用本品。

(2) 绝经后妇女激素受体阳性的早期乳腺癌的辅助治疗。

(3) 曾接受 2 ~ 3 年他莫昔芬辅助治疗的绝经后妇女激素受体

41. 我是一名绝经后的乳腺癌患者，手术后一直服用阿那曲唑治疗。可我有个癌友却是服用三苯氧胺治疗，为什么呢？

两种药物在作用机制上存在差别：阿那曲唑为非甾体类芳香化酶抑制剂，而三苯氧胺为选择性雌激素受体调节剂。

在一项大型的 III 期临床研究中（ATAC 研究）中，对 9366 名可进行手术的绝经后乳腺癌妇女进行为期 5 年治疗的研究，结果显示阿那曲唑与三苯氧胺相比：在无病生存上阿那曲唑有统计学意义的优势；对激素受体阳性的患者进行前瞻性分析发现在无病生存上观察到有更大幅度的收益；在至疾病复发时间和至远处复发时间上，阿那曲唑也具有统计学意义的优势；且阿那曲唑组可降低对侧乳腺癌的发生率。由于死亡事件例数较低，两组患者在总生存上未见差异。在不良反应方面，阿那曲唑组与三苯氧胺组具有可比性。

42. 我是一名绝经后的乳腺癌患者，服用三苯氧胺已经两年半，随访期间发现子宫内膜增厚，医生给我换用阿那曲唑治疗，为什么？

三苯氧胺为选择性雌激素受体调节剂，在子宫内膜有微弱的类雌激素的作用，长期服用后，部分患者可发生子宫内膜增生；而子宫内膜增生增加了发生子宫内膜癌的风险。阿那曲唑作为芳香化酶抑制剂，没有类雌激素样作用，不会导致子宫内膜增厚。

43. 我是一名绝经后的乳腺癌患者，右侧乳房已经切除，我担心左侧乳房会再患乳腺癌，现在一直服用阿那曲唑，还有什么好的办法吗？

在 ATAC 研究中，激素受体阳性的乳腺癌患者经过 5 年的阿那曲唑治疗治疗后，5 年对侧乳腺癌发生率只有约 1%（26 例 /2618 例）；在 ABCSG 研究中，三苯氧胺辅助治疗 2 年后转换至阿那曲唑组，中位随访 24 个月，阿那曲唑组对侧乳腺癌发生率也只有约 0.5%（7 例 /1297 例）。遂建议该患者继续服用阿那曲唑，继续密切随访，如有高风险因素，及时就诊。

44. 我是一名绝经后的乳腺癌患者, 术后服用三苯氧胺 1年, 发现肿瘤标志物升高, 医生给我换用阿那曲唑, 为什么?

肿瘤标记物升高, 提示三苯氧胺的治疗可能出现耐药, 应及时调整内分泌治疗的策略, 可以带来更好的生存获益。

45. LH-RH类似物治疗乳腺癌的机制是什么?

LH-RH 类似物即促性腺激素释放激素类似物, 此类药物的治疗效果与外科去势相同, 但是可逆性的。因为卵巢释放雌激素受到中枢神经的调节。LH-RH 类似物可反馈性抑制中枢神经系统, 降低其对卵巢的作用, 减少雌激素的释放。代表药物有: 戈舍瑞林、亮丙瑞林等。

46. 戈舍瑞林适用于什么样的乳腺癌患者?

戈舍瑞林主要适应证为绝经前、ER 阳性的患者。同时对于乳腺癌化疗的患者, 应用戈舍瑞林有保护卵巢的功能, 对于年轻且需要保留卵巢功能的乳腺癌患者可同时使用戈舍瑞林。

47. 戈舍瑞林的用法是什么样的?

皮下给药: 3.6mg 腹壁皮下注射, 28 天 1 次。

48. 戈舍瑞林的不良反应有哪些?

戈舍瑞林引起骨质疏松和心血管系统的副作用轻微, 主要副作用是卵巢功能减退引起的围绝经期症状等, 如头痛、眩晕、恶心呕吐及发热感等, 但均不影响药物的继续使用, 对症处理即可。

49. 对于绝经前的乳腺癌年轻患者, 手术化疗结束后再戈舍瑞林联合三苯氧胺治疗比单用三苯氧胺好在哪里?

国外已有诸多大型临床试验 (ZIPP 等) 结果表明: 手术化疗结束后, 戈舍瑞林联合三苯氧胺治疗比单用三苯氧胺降低了任何事件风险 8%、死亡风险 10%、复发风险 9%、乳腺癌死亡风险 11%；同时，戈舍瑞林联合三苯氧胺还可以有效降低子宫内膜增厚的风险，降低了患者发生子宫内膜癌的风险。

50. 我是一名 29 岁未生育的乳腺癌患者，待恢复健康后我打算要小孩，医生建议我化疗前先用戈舍瑞林进行卵巢保护；待手术和化疗结束后继续注射戈舍瑞林 3 年，请问这种治疗方案能为我以后的生育带来什么帮助？

卵巢功能早衰是化疗带来的常见毒性反应，其发生风险取决于化疗方案的类型和用量、以及患者的年龄、在接受化疗时的卵巢周期情况。抗癌药物一般通过两条途径导致性腺功能的损害：通过损伤下丘脑—垂体系统而引起卵巢功能不全，以及卵巢直接损伤。实际上，多数抗癌药物直接可作用于卵巢，引起卵巢功能的损伤，导致月经停止，这是化疗引起闭经的机理。约 64% 的成年女性经历肿瘤治疗后伴随有一项或多项卵巢功能衰竭的症状。对于有生育要求的年轻患者来讲，化疗对以后的生育存在较大的风险。目前，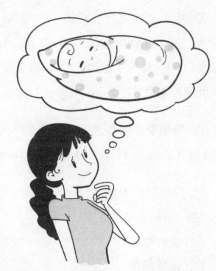GnRH 激动剂保护化疗导致的卵巢功能损害的确切机制尚未明确。首先，可能与抑制内源性促性腺激素的分泌有关，能阻止原始卵泡的发育成熟，有可能减少成熟卵泡被化疗药物破坏；其次，GnRH 激动剂使卵巢处于相对静止状态，这样可减少卵巢血运，从而减少卵巢局部的化疗药物浓度，继而降低其对卵巢功能的损害。同时，在 2014 年 7 月的 ASCO 会议上，POEMS 研究结果显示：对于激素受体阴性的早期绝经前乳腺癌患者中，在化疗的同时辅以戈舍瑞林（3.6mg）治疗能够降低卵巢功能早衰的发生率，同时增加妊娠的发生率。

51. 我是一名绝经前的乳腺癌患者,服用三苯氧胺已经 2年,随访期间发现子宫内膜增厚, 医生给我加用戈舍瑞林,为什么?

三苯氧胺是选择性雌激素受体调节剂,对子宫内膜有微弱的类雌激素的作用,长期服用后,部分患者可发生子宫内膜增生;服用三苯氧胺的人群中子宫内膜癌的发病率是对照组的4～6倍风险在绝经前或围绝经期激素受体阳性的女性患者中,在三苯氧胺治疗过程中加入戈舍瑞林,或单用戈舍瑞林内分泌治疗可以显著降低子宫内膜厚度,减少子宫内膜病变的发生风险。

52. 甲地孕酮治疗乳腺癌的机制是什么?

通过对垂体促性腺激素分泌的影响,控制卵巢滤泡的发育和成长,从而减少雌激素的产生。作用于雌激素受体,阻止其合成和重新利用,干扰其与雌激素的结合,抑制肿瘤细胞生长。

53. 甲地孕酮的用法是什么样的?

1次40mg,1日4次,1日量160mg,连续2个月。

54. 服用甲地孕酮有什么不良反应?

(1)恶心、头晕、倦怠;

(2)突破性出血;

(3)体重增加;

(4)血栓性静脉炎、肺动脉栓塞。

55. 服用甲地孕酮有什么注意事项?

(1)有子宫肌瘤、血栓病史及高血压、糖尿病、哮喘病、癫痫、偏头痛、精神抑郁患者慎用;

(2)长期用药应注意检查肝功能和乳腺检查。

56. 什么是卵巢去势治疗?

卵巢去势是乳腺癌内分泌治疗中开展最早的治疗方式。

乳腺癌去势治疗包括:

（1）手术去势: 手术去势包括双侧卵巢切除术、肾上腺切除术和脑垂体切除术。肾上腺切除术及脑垂体切除术主要应用于绝经后和卵巢切除术后的女性,进一步降低雌激素的水平,因其手术并发症较多,且目前已被芳香化酶抑制剂取代而极少使用。

（2）放疗去势: 放疗去势的主要优势在于可以使患者避免手术,但其疗效不如双侧卵巢切除术,另外与双侧卵巢切除术相比,放疗去势后患者雌激素水平下降速度较缓慢,此外,盆腔放疗会产生长期的放射不良反应,这些都限制了放疗去势的作用,目前已较少使用。

（3）药物去势: 卵巢去势的药物主要指促性腺激素释放激素(LH-RH)类似物,通过负反馈作用于下丘脑,从而抑制下丘脑 LH-RH 的生成,同时竞争性地与垂体细胞膜上的 LH-RH 的受体结合,组织垂体产生黄体生成素(LH),影响卵巢分泌雌激素,药物包括戈舍瑞林、亮丙瑞林、曲普瑞林。由于戈舍瑞林去势作用肯定,操作简单方便,停药后可恢复月经,已成为卵巢去势治疗的常规治疗方式。

（三）辅助放疗

1. 什么是放疗?

放疗又称放射治疗,就是使用放射线(如 X 射线、β 射线、质子线)治疗疾病的方法。因为放射治疗不仅可以治疗恶性肿瘤,同时放射治疗也可以治疗良性肿瘤(如垂体瘤)以及良性疾病(如冠状动脉搭桥术后血管内照射等)。目前,放射治疗主要用于治疗肿瘤,在我国各省市都有放射治疗的机构,能够满足广大患者的医疗需要。

2. 放疗的原则?

肿瘤剂量要准确; 治疗的肿瘤区域内, 剂量分布要均匀, 剂量梯度变化不能超过 ±5%, 即要达到 ≥ 90% 的剂量分布; 应尽量提高治疗区域内剂量, 降低照射区域正常组织受量范围, 保护肿瘤周围重要器官免受照射, 至少不能使它们接收超过其允许的耐受量范围。

3. 什么是根治性放疗?

根治性放疗指仅使用放射线或放射线与其他方法联合达到根治肿瘤的治疗方法。此种放疗必须精心设计靶区、照射区及放疗剂量与时间、分次方法等。尽量使靶区达到肿瘤致死剂量, 而受照射的靶周围正常组织少受或免受放射性损伤。

4. 什么是姑息性放疗?

姑息性放疗是对那些放疗不能达到根治, 而其他手段也不能奏效的患者采用放疗, 达到缩小病灶、减轻痛苦、延长生命的目的。对这类患者治疗方案的设计要简单有效, 给予一定的剂量的肿瘤控制剂量。根治或姑息并非一成不变, 根治过程中如发生远处转移可改为姑息治疗; 姑息性治疗中如放疗反应好, 可改为根治放疗; 经过选择患者的卵巢去势治疗也是姑息性放疗。

5. 术后辅助放疗的适应证有哪些?

全乳切除术后放疗可以使腋窝淋巴结阳性的患者 5 年局部 – 区域复发率降低到原来的 1/4 左右。全乳切除术后, 具有下列预后因素之一则符合高危复发, 符合术后放疗指征 (放疗指征与全乳切除的具体手术方式无关)

(1) 原发肿瘤最大直径 ≥ 5 cm, 或肿瘤侵及乳腺皮肤、胸壁。

(2) 腋窝淋巴结转移 ≥ 4 枚。

(3) 淋巴结转移 1 ~ 3 枚的 T1/T2, 目前的资料也支持术后放疗的价值。其中包含至少下列一项因素的患者可能复发风险更高, 术后放疗更有意义: 年龄 ≤ 40 岁, 腋窝淋巴结清扫数目 < 10 枚时转移比例 > 20%, 激素受体阴性, Her–2 过表达等。

6. 行新辅助化疗术后需要行辅助放疗吗?

放疗指征暂同未做新辅助化疗者,原则上主要参考新辅助化疗前的初始分期,尤其是初始分期为 IIB 期以上的患者,即使达到病理完全缓解也仍有术后放疗适应证。放疗技术和剂量同未接受新辅助化疗的改良根治术后放疗。

7. 乳腺癌术后放疗需要多长时间?

乳腺癌术后放疗一般为每周放疗 5 天,周一至周五,每天照射 1 次,每次照射的剂量约为 2 Gy,周六、周日为放疗间歇休息期,持续放疗 5 周,总剂量 50 Gy。可酌情增量。

8. 乳腺癌放疗的不良反应有哪些?

常见的放疗并发症包括: 放射性皮炎、放射性肺炎(肺纤维化)、心脏毒副反应、上肢水肿、骨髓抑制等。

(1)放射性皮炎 是指因放射治疗导致的皮肤性炎性反应。由于接受放射时的防护不严,或用量不当,或短时间内接受大剂量放射线时,未严格掌握指征、控制照射剂量及癌症患者反复接受放射治疗,使照射范围过大,均可引起放射性皮炎。放射性皮炎根据其皮肤损伤程度和范围,可分为 4 度。

I 度:毛囊性丘疹与脱毛反应,患者肤色外观通常正常,或仅有轻度色素沉着;

II 度: 红斑反应,皮肤局部瘙痒、疼痛、烧灼感,可有轻度水肿;

III 度: 水疱反应,皮肤剧烈瘙痒,烧灼感,伴疼痛明显,水疱破溃后可形成糜烂面,有渗液;

IV 度: 坏死溃疡反应。

(2)放射性肺炎(肺纤维化) 因胸部接受放射治疗后,在放射野区内的正常肺组织受到放射性损伤,表现出的炎性反应。轻者可无明显症状,多于放疗后 2 ~ 3 周出现症状,常有刺激性干咳,伴气急、心悸或胸痛,不发热或低热,偶有高热。气急症状可随肺纤维化加重而进行性加剧,容易发生呼吸道感染,从而加重呼吸道症状。

（3）上肢水肿：乳腺癌患者经过手术和放射治疗后，一部分人的患侧上肢会发生肿胀。这是因为乳腺癌手术和放疗会损伤局部的淋巴管，正常的淋巴回流受阻，上肢就会逐渐肿胀。

（4）骨髓抑制：由于骨髓和淋巴组织对放射线高度敏感，一般在放疗开始后的第 2 周出现白细胞、血小板计数下降，可没有明显的临床症状，或仅表现为疲软乏力、易感染、皮肤易出现瘀点瘀斑、皮肤创面愈合困难等。

9. 如何预防和处理放疗的不良反应？

（1）放射性皮炎：轻度者一般无需处理，有红斑者可局部湿敷，或遵医嘱局部外用消炎抗过敏软膏；出现渗液、糜烂者，可给予硼酸水、碘伏等湿敷外涂，出现水疱进而发生溃疡者，可接受激光等物理疗法。

（2）放射性肺炎（肺纤维化）：治疗以对症治疗为主，早期应用糖皮质激素有效，轻者口服泼尼松或地塞米松，重症者可静脉滴注地塞米松，并给予吸氧以改善低氧血症。

（3）上肢水肿：可以进行肘、腕、手部的运动，尽可能活动患肢，促进淋巴回流，以加强患肢功能锻炼；也可应用改善淋巴循环药物，如地奥司明、草木犀流浸片等。严重者可使用空气压力波治疗仪治疗以改善症状。

（4骨髓抑制定期复查血常规如血白细胞降低明显，可给予药物升白细胞治疗，如粒细胞集落刺激因子、中药制剂等。

10. 怎样可以预防放疗性皮炎？

（1）放疗时避免大剂量照射，且照射时应去除首饰。

（2）放疗期间保持局部皮肤清洁，使用温和的沐浴用品，勿用力擦洗照射部皮肤。

（3）避免局部过冷或过热刺激。

（4）勿在放射部涂抹一些化妆品或撕贴胶布。

（5）及时观察放疗后皮肤改变，如已发生反应需停止照射，定期随访观察。

11. 发生放射性皮炎时应该如何处理?

当局部出现渗出性皮肤反应,可暴露皮肤损伤区,使其保持干燥或遵医嘱在破损区涂具有收敛作用的药物,使其干燥愈合,合并感染时需给予局部抗生素软膏抗感染,保持创面清洁干燥以利愈合。出现湿疹、脱皮时,应及时告知医生,视情况决定是否需要停止放疗。

12. 放射治疗有哪些近期并发症? 主要表现如何?

放疗的反应以局部反应为主,全身反应相对较轻。

(1)全身反应主要表现为:恶心,食欲下降,头晕乏力,白细胞计数下降等,治疗主要是对症处理。

(2)局部反应主要表现为: 有放射性皮炎(皮肤色素沉着、皮肤红斑、干性皮炎、皮肤萎缩),放射性食管炎,放射性肺炎,上肢水肿等,较轻的放射性皮炎和放射性食管炎常可自愈。

13. 放射治疗有哪些远期并发症?

(1)心血管并发症:放疗后心血管毒性作用是造成非乳腺癌病死率增加的最主要因素

(2)上肢淋巴水肿:上肢淋巴水肿的发生与腋窝淋巴结清扫术的范围和放疗对腋窝的直接照射有关。

(3)放射性肺炎:放射性肺炎发生率很低,为1%~6%。它的影响因素包括照射容积、总剂量、分次剂量和化疗。

(4)肋骨骨折:放疗后约5%患者可能发生肋骨骨折。

(5)臂丛神经损伤:臂丛升级走向基本沿腋静脉上缘,可受到不同程度的剂量。放射性臂丛神经损伤的发生率为0.5%~5%。

(6)第二肿瘤:第二肿瘤的发生包括对侧乳腺癌和其他恶性肿瘤。

14. 放疗期间会导致脱发吗?

头部放疗时可能导致脱发,但患者不必过于紧张,有不少方法可以解决这个问题。患者可以选择合适的假发或者帽子、丝巾等,这样既美观又能保护放疗处皮肤避免受到日常生活中日照等引起的刺激。同时头部放疗处的皮肤同样需要保护,避免用刺激性洗发液,日光强烈时应减少外出时戴帽子。

15. 放疗期间为什么常感到全身不适?

有些患者会因放疗而出现放疗综合征,是指在放疗过程中出现乏力、头晕、失眠或嗜睡、以及食欲不振、恶心、呕吐等消化道反应。多与患者的身体状况、放疗前治疗情况、个体差异、心理因素等有关,在进行饮食调节合理休息后,大多能够耐受放疗。对于治疗感到疑惑时,患者要及时提出。对于初次接受放疗的病人,很多时候由于知识缺乏而导致对于治疗的恐惧,病人要及时与医生沟通,了解相关知识增强信心。

16. 放疗结束后我还需要注意些什么?

首先,由于放疗可能引起白细胞的减少,应密切观察血常规的变化,遵医嘱每周一次或每周两次查血常规,并经常测体温,及早发现感染征象。患者应注意休息尽量少去公共场所,防止交叉感染。必要时,遵医嘱使用升白细胞药物。同时,患者需保持情绪稳定,参与力所能及的活动,避免不良刺激及劳累。注意保护射区的皮肤,为下次放疗做准备。

17. 放疗对我有什么好处?

您想要了解放射治疗癌乳腺癌治疗当中的好处,必须知道放射治疗在肿瘤治疗中的地位。放射治疗是治疗疾病的一种手段,也是治疗恶性肿瘤的一种重要手段,在乳腺癌的综合治疗中占有很重要的地位,据资料统计,犬儒切除术后放疗可以在腋窝淋巴结阳性的患者中将 5 年复发率从 22.8% 降低到 5.5%。

18. 我是一名乳腺癌患者, 我在放疗前应该准备些什么?

（1）咨询医生: 对您自己的病情、治疗方案、预后、治疗的副作用有一个认识, 并签订知情同意书。

（2）做好心理准备: 以豁达的心理状态去接受医疗方案; 在条件许可的情况下, 做心理疏导, 排除焦虑、恐惧的心态, 平静自己的心情, 完成自己的治疗。

（3）加强患肢的运动: 使患肢上举抱头动作可以无困难得完成。

（4）积极配合医生纠正贫血、控制感染, 并控制其他慢性疾病。

19. 为什么放疗时要在皮肤上划红色印记呢?

放射治疗时, 医生要安排您的放疗计划, 也就是放疗的范围、总的放疗剂量和每次放疗剂量。皮肤上划的红色印迹又称为外标记, 这是为了标记放射的范围, 是放疗的基础。在放疗的过程中, 要保护红色印记, 若红色印记消失, 就需要重新确定治疗范围, 但是可能会与首次确认的治疗范围有偏差, 不利于治疗的效果。近十年来, 放射治疗技术有了快速的发展, 外标记也可以标记在体外固定器上面; 另外, 也可以使用内标记技术, 有效解决患者治疗期间的美观问题, 同时也提高了治疗的准确度。但使用内标记需要做小手术, 目前临床上较少使用。

20. 照射技术和照射剂量大约是多少呢?

所有术后放疗区域原则上给予 50GY/50 周 /25 次的照射剂量, 对于影像学上高度怀疑有残留或复发病灶的区域局部至少可加量至 60GY。乳突肌的内缘, 外界与肱骨头相切, 可采用 X 线和电子线混合照射以减少肺尖的照射剂量。

21. 我做过手术、化疗, 还需要放疗吗?

是否需要放射治疗取决于您的病情、手术术式和体质情况等, 一般来说, 保乳术后或或有淋巴转移的患者需要放疗。所以, 最好的方式是在您患病治疗之初, 去看放射治疗医生, 听取放射治疗医生对您的建议包括您是否需要放射治疗? 什么时间接受放射治疗? 放射治疗的医疗费用等等。

22. 放疗与全身治疗的时间顺序是如何安排的?

具有全乳切除术后放疗指针的患者一般具有辅助化疗适应证,所以术后放疗应在完成末次化疗后 2 ~ 4 周内开始。个别有辅助化疗禁忌证的患者可以在术后切口愈合,上肢功能恢复后开始术后放疗。内分泌治疗与放疗的时序配合目前没有一致意见,可以同期或放疗后开展。曲妥珠单抗治疗患者只要开始放疗前心功能正常可以与放疗同时使用,但一方面这些患者不宜照射内乳区;其次,左侧乳腺癌患者尽可能采用三维治疗技术降低心脏照射体积,评估心脏照射的平均剂量不得大于 8 GY。

23. 全乳切除术后需要放疗吗?

全乳切除术后具有下列因素之一,则有高危复发的危险,具有放疗指征,该放疗指征与全乳切除手术方式无关。

放疗指征:

(1)原发肿瘤最大直径≥ 5 cm 或肿瘤侵入乳腺皮肤、胸壁。

(2)腋窝淋巴结转移≥ 4 个。

(3)淋巴转移 1 ~ 3 个的 T1(最大直径≤ 2 cm 的肿瘤)或 T2(最大直径 > 2 cm 但≤ 5 cm 的肿瘤),目前的资料也支持术后放疗的价值。其中包含至少下列一项因素的患者可能复发风险更高,术后放疗更有意义:年龄≤ 40 岁,腋窝淋巴结清扫数目< 10 枚时转移比例> 20%,激素受体阴性等。

24. 全乳切除术后病人放疗一般照射哪些区域?

由于胸壁和锁骨上是最常见的复发部位,占所有复发部位的 80% 左右,所以这两个区域是术后放疗的主要靶区域;但肿瘤最大直径 > 5 cm 且同侧淋巴结未扪及,的患者可以考虑单纯胸壁照射。由于内乳淋巴结复发的比列相对较低,内乳区域照射的意义现在尚不明确,对于化疗前影像学诊断内乳淋巴结可能转移的患者,原发肿瘤位于内侧象限同时腋窝淋巴结有转移或其他内乳淋巴结转移几率较高的患者需考虑内乳区域照射。

25. 我确诊为乳腺癌后，已进行了保乳手术，并切除了腋窝淋巴结，还需要放疗吗?

任何乳腺癌保乳术后均需要做放疗，腋窝淋巴结切除后，需要根据病理情况决定是否做腋窝顶部的放射治疗。保乳术后的全乳放疗可以将早期乳腺癌保乳手术后的 10 年局部复发率从 29.2/ 万降低至 10.0/ 万，所以原则上所有保乳手术后的患者都具有放疗的适应证。鉴于 70 岁以上。

1 期激素受体阳性的患者绝对复发率低，全乳放疗后乳房水肿、疼痛等不良反应消退缓慢，可以考虑单纯内分泌治疗。

26. 我做了保乳手术后先化疗还是先放疗?

目前研究表明：保乳手术后先放疗后化疗与先化疗后放疗比较，对生存没有影响。对于术后切口边缘有肿瘤残余的最好先放疗后化疗。无辅助化疗指征的患者术后放疗建议在术后 8 周内进行。由于术后早期术腔体积存在动态变化，尤其是含有术腔血清肿的患者，不推荐术后 4 周内开始放疗。接受辅助化疗的患者应在末次化疗后 2 ~ 4 周内开始。内分泌治疗与放疗的时序配合目前没有一致意见，可以同期或放疗后开展。曲妥珠单抗体治疗患者只要放疗前心功能正常可以与放疗同时使用。

27. 保乳术后放射治疗照射哪些区域?

腋窝淋巴结清扫或前哨淋巴结活检阴性的患者，亦或者腋窝淋巴结转移 1 ~ 3 个但腋窝淋巴结清扫彻底（腋窝淋巴结检出数≥ 10 个），且不含有其他复发的高危因素的患者，照射靶区只需要包括患侧乳腺。

腋窝淋巴结转移≥ 4 个，或腋窝淋巴结转移 1 ~ 3 个但含有其他高危复发因素，如年龄≤ 40 岁、激素受体阴性、淋巴结清

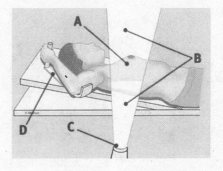

A.乳房　B.射线　C.发射器　D.支架

扫不彻底或转移比例大于 20% 等的患者照射靶区需包括患侧乳腺，锁骨上、下淋巴引流区。

腋窝未作解剖或前哨淋巴结转移而未做腋窝淋巴结清扫者，可根据各项预后因素综合判断腋窝淋巴结转移概率，决定在全乳照射基础上是否需要进行腋窝和锁骨上、下区域的照射。

28. 我是一名乳腺癌患者，在经过手术、化疗后，现在体质较差，是否可以不放疗，或是等体质恢复后再放疗？

您是否需要放射治疗取决于您的病情、手术术式，具体地说是取决于您乳腺肿瘤的大小、是否保乳、有无淋巴结转移等。若您病情确实需要放疗，就应该按要求接受放疗；如果体质差可以通过医疗手段改善，而不是一直等待，错过最佳治疗时间。

29. 我患乳腺癌后，行改良根治术，没有淋巴结转移，是否可以不放疗？

术后确定没有淋巴结转移后，还需要评估乳腺肿块的大小，最好以手术后病理报告中描述的肿瘤大小为准：如果肿瘤接近 5 cm，建议您接受放射治疗；如果肿瘤超过 5 cm，您必须放疗；如果肿瘤小于 5 cm，同时没有淋巴结转移，您不需要接受放疗。

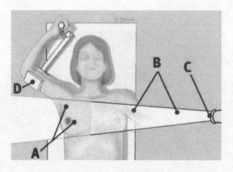

A.乳房　B.射线　C.发射器　D.支架

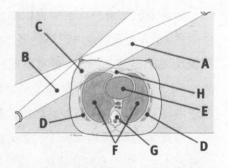

A.乳房　B.射线　C.乳房　D.胸廓
E.心脏　F.肺　G.脊柱　H.胸骨

30. 我是一名年轻的刚确诊的乳腺癌患者，不准备切除乳腺，是否可以用放疗来治疗？

年轻的乳腺癌患者，希望保留乳腺功能或形体美感等可以理解，但不手术单纯放疗势必影响您的治疗效果，甚至缩短您的生存时间，这是不可取的。

31. 我是一名 70 岁的左侧乳腺癌患者，术后腋窝淋巴结转移数目 2 个，能进行辅助放疗吗？

切除乳房的年轻患者，如果有 1 ~ 3 个淋巴结转移，强烈推荐患者行胸壁 + 锁骨上放疗并考虑行内乳放疗；但对高龄患者，应结合患者的年龄及全身情况综合考虑，是一种备选的治疗方案。

32. 我是乳腺癌患者，做过改良根治术和化疗，没有做过放疗（或做过）放疗，最近手术瘢痕处有复发，该怎么办？

术后发现结节（或腋窝有包块），首先需要确定结节（包块）的性质，可以活检取病理，病理确定为复发后，还要明确有无合并其他部位的转移，然后咨询您的医生，是否可以采用手术、放疗等处理，或联合其他全身治疗如化疗、内分泌治疗、分子靶向治疗等。

33. 最近，我做了 MRI（CT）复查，医生说脑内多发转移，我该怎么办？

MRI（CT）复查，脑组织有多个结节，结合您既往有乳腺癌病史，首先考虑乳腺癌脑转移。如果是乳腺癌脑转移，需要进一步检查了解是否有身体其他部位的转移。然后接受您医师的建议，给予化疗或放疗。

34. 放疗是否会杀伤我身体里的正常细胞呢？

这种担心可以理解，放射治疗在治疗疾病的同时，确实会对正常器官和组织有一定损伤。但每个器官和组织，都可以接受一定的放射剂量，在这个剂量范围内不会对正常组织有很大影响。所以，在安排治疗方案时，首先我们尽量不超过正常器官和组织的规定剂量，以确保患者安全。其次，近年来放疗技术有了非常迅速的发展，三维形式的治疗技术和强调放疗技术逐渐应用到乳腺癌的治疗中，可以使乳腺癌患者接受治疗时肺脏接受射线的范围明显减小。另外，放射损伤保护剂的广泛应用也使得正常器官和组织得到了很好的保护。

同时，在执行放射治疗计划前，医护人员会和患者及家属进行沟通，让患者及家属对放射治疗有全面的认识，放下包袱，积极配合治疗，护士会配合医生积极处理放射治疗可能出现的并发症。

35. 我最近做完了放射治疗，皮肤有破溃，同时又有白色脓点，该怎么办呢？

您不必惊慌，放疗对皮肤有伤害，加上在治疗过程中对皮肤保护措施不当，所以，在治疗末期或治疗结束后的 2 周左右，您出现皮肤破溃或皮肤破溃处伴有感染。皮肤破溃后，首先您要停止加剧皮肤损害的任何习惯，同时到您的专科医生处就诊。在没有发热的情况下，医生会给予口服消炎药、外用消炎药和促进皮肤生长的药，10 天左右可以恢复。新的皮肤比较脆弱，仍需要保护一段时间，否则会造成二次破溃。

36. 医生告诉我放疗结束后局部皮肤会出现干燥、痒、痛等不适感，我应该怎么做，才能减少这种皮肤反应呢？

穿宽松的棉质衣服；用温水洗澡；不要将水直接冲到治疗的乳房上或放射区域的皮肤；不要用刺激性的肥皂或沐浴露，使用无芳香但有保湿功能的肥皂或沐浴露，治疗的乳房或放疗区域的皮肤不得使用；治疗的乳房或放疗区域皮肤的水渍用毛巾印干而不是擦干；每次放疗后在照射部位涂上一些保湿药膏，晚上可以多涂些；对于痒和灼烧感可以使用芦荟油或 1% 的氢化可的松软膏；如果这些部位特别的红、痒、疼痛并且开始有烧灼感，出现水泡或湿性剥离，请及时告诉医生；皮肤干燥脱屑时可局部涂抹一些保湿乳剂，但不可撕掉干燥脱屑的皮肤，所有这些变化和不适在放射治疗后 1～2 周开始逐渐好转所以不用紧张。

37. 放疗后出现腋窝不适该怎么办?

减少清洗腋窝次数,清洗后印干水渍,平时可手叉腰,保持腋窝清洁干燥;避免刺激性的肥皂、沐浴露、止汗药或芳香剂直接涂抹腋窝;在放疗期间不要刮腋毛,3 周左右腋毛会自然脱落。

(四)乳腺癌的分子靶向治疗

1. 分子靶向治疗的相关概念

(1) 什么叫分子靶向治疗?

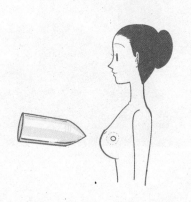

这是一种新的治疗方法。所谓分子靶向治疗,是在细胞分子水平上,针对已经明确的致癌位点(该位点可以是肿瘤细胞内部的一个蛋白分子,也可以是一个基因片段),来设计相应的治疗药物,药物进入体内以后只会特异性地选择与这些致癌位点相结合并发生作用,导致肿瘤细胞特异性死亡,而不会殃及肿瘤周围的正常组织细胞,所以分子靶向治疗又被称为"生物导弹"。

(2)是否所有的乳腺癌患者都可以使用分子靶向治疗?

分子靶向治疗顾名思义治疗需要一个特定的靶位点,有严格的特定条件。Her-2 是乳腺癌特异性治疗的靶分子之一。在乳腺癌的发病因素中,表皮生长因子受体 -2(Her-2)的致癌基因起了主要的作用,约 1/4 的乳腺癌患者存在着 Her-2 基因的过度表达,该基因的扩增目前已成为临床医学上评估乳腺癌恶性程度、乳腺癌患者术后复发及预后风险的重要指标所以使用分子靶向治疗需要做FISH检测,如果 Her-2 阳性可以使用分子靶向药物,反之不行。

（3）什么是 Her-2？

Her-2 全称是人类表皮生长因子受体 2，是一种原癌基因，每个人体内的正常细胞膜表面都有少量 Her-2 蛋白，Her-2 蛋白可进行信号传导，调控细胞的生长和分裂。

（4）什么是 Her-2 阳性乳腺癌？

当癌细胞内的 Her-2 基因高度表达时，细胞膜上会产生过多的 Her-2 蛋白，刺激癌细胞的疯狂增长，增加癌细胞的侵袭性。

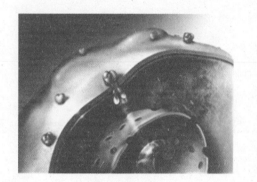 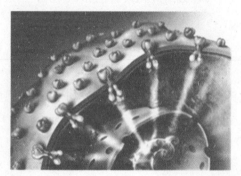

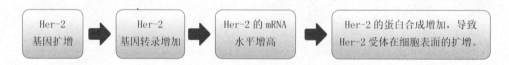

（5）如何检测 Her-2 基因？可以从血液中检测出来吗？

目前乳腺癌人类表皮生长因子受体-2（Her-2）检测方法包括免疫组织化学（IHC）、荧光原位杂交法（FISH）、显色原位杂交法（CISH），一般采用免疫组织化学（IHC）检测 Her-2 蛋白过度表达，应用原位杂交法检测 Her-2 基因扩增的水平。做这个检测需要注意以下几点：

标本的选择：手术前穿刺活检或手术切除的肿瘤组织病理明确诊断为乳腺癌时，需检测该肿瘤组织中的 Her-2 蛋白和基因状态。复发和转移病例应再对复发、转移灶进行肿瘤组织取检病理检测和 Her-2 蛋白和基因状态。

Her-2 检测流程: 判断 Her-2 状态的首选方法是 IHC。

① IHC– 或 + 者即可判定 Her-2 表达阴性。

② IHC 3+ 者即判定 Her-2 表达阳性。

③ IHC 2+ 者再进一步应用 FISH 和 CISH 进行 Her-2 基因扩增检测。

④为了结果能更准确, 我们更建议 IHC 3+ 者也需要再进一步做 FISH 或 CISH 检测。

检测结果判读:

①如果检测报告中 IHC 法结果为 "Her–2(0 ~ 1+)", 则确定为 Her–2 阴性, 一般不需要再进行 FISH 或 CISH 法检测;

②如果 IHC 法结果为 "Her–2(2+)", 暂不能判定是 Her–2 阳性或阴性, 需要用 FISH 或 CISH 法进一步检测, 当 FISH、CISH 法检测结果为 "Her–2 有扩增", 则可确定 Her–2 阳性; 当 FISH、CISH 法检测结果为 "Her–2 无扩增", 则可确定 Her–2 阴性。

③如果检测报告中 IHC 法结果为 "Her–2(3+)", 则确定为 Her–2 阳性; FISH、CISH 法检测结果为 "Her–2 有扩增"。

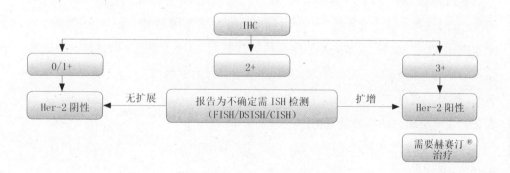

目前，国内外有很多学者在研究血液中 Her-2 检测的实验研究，发现血清中 Her-2 水平与乳腺癌治疗和预后可能具有一定相关性，但目前还没有一致结论。因此到现在为止，Her-2 的血清学检测还不能用于乳腺癌患者的治疗指导和预后判断。

2. 分子靶向治疗的药物

（1）分子靶向的药物有哪些？

曲妥珠单抗、帕妥珠单抗、拉帕替尼、TDM-1 等。

（2）曲妥珠单抗是什么药物？

曲妥珠单抗是罗氏制药公司研制的一种单克隆抗体药物，商品名为赫赛汀。赫赛汀作用于乳腺癌细胞的 Her-2 表面蛋白，干扰癌细胞的生物学进程，最终致其死亡。赫赛汀选择性作用于 Her-2，具有高度亲和力，具有高度靶向性，只对癌细胞起作用，而对正常细胞的杀伤较小，是当代乳腺癌靶向治疗的代表性药物。其作用机制是与 Her-2 受体结合后干扰后者的自身磷酸化及阻碍异源二聚体形成，抑制信号传导系统激活，从而抑制肿瘤细胞增殖。

（3）曲妥珠单抗的费用是不是很贵？

曲妥珠单抗（赫赛汀）目前依然是国外进口产品，一支 440 mg，价格约两万余元。术后单药辅助治疗一年仍是目前标准治疗方案。例如：一乳腺癌患者，术后体重 55 公斤，三周方案的用法是首剂 8 mg/kg（440 mg），后续维持 6 mg/kg（330 mg），全年共用 17 次，共计 14 支，整个疗程的治疗费用 30 万元左右；但是目前中国癌症基金会有"买 6 赠 8"的慈善援助项目，患者自付治疗费用为 13 万元左右；在江苏省，赫赛汀已进入医保目录，个人支付费用仅需要 3 万元左右，使多数 Her-2 过表达的患者有机会使用赫赛汀治疗。

另外赫赛汀还有单周使用方案：首剂使用 4 mg/kg，后续维持用 2 mg/kg。全年共用 52 次。

（4）曲妥珠单抗的疗效怎么样？

对于早期 Her-2 阳性乳腺癌患者，超过 13,000 例患者的多项研究证明，辅助一年曲妥珠单抗标准治疗可明显获益：

①80%的患者可获得治愈机会；

②复发风险降低达52%；

③死亡风险降低1/3。

对于晚期Her-2阳性乳腺癌患者：

①有效延长生存时间；

②改善患者生存质量。

（5）曲妥珠单抗的治疗有何副作用吗？

输注反应：第一次输注本药时，约40%患者会出现通常包括寒战和（或）发热等的征候群。这些症状一般为轻或中度，很少需停用，可用解热镇痛药如对乙酰氨基酚或抗组胺药如苯海拉明治疗。其他症状和（或）体征包括：恶心、呕吐、疼痛、寒战、头痛、眩晕、呼吸困难、低血压、皮疹和乏力。这些症状在以后的输入本药过程中很少出现。

心脏毒性：临床试验中观察到使用本药治疗的患者中有心功能不全的表现。在单独使用赫赛汀治疗的患者中，中至重度心功能不全（NTHA分级Ⅲ/Ⅳ）的发生率为5%。

血液毒性：单独使用本药治疗的患者中，血液学毒性反应很少出现。WHO分级Ⅲ级的白细胞减少，血小板减少和贫血的发生率＜1%。未见WHOⅣ级的血液学毒性反应。

肝肾毒性：在单独使用本药治疗的患者中观察到有12%发生了WHOⅢ级或Ⅳ级肝毒性反应，60%的患者其肝毒性与肝转移瘤进展相关，未见WHOⅢ级或Ⅳ级肾毒性反应。

腹泻：单独使用本药治疗的患者中27%发生腹泻。

（6）曲妥珠单抗有什么禁忌证吗？

对曲妥珠单抗或其他成分过敏的患者禁止使用。

（7）对于已转移的乳腺癌，曲妥珠单抗疗效怎么样？

在晚期转移性乳腺癌中，曲妥株单抗单用的有效率为11%～36%，与铂类、多西他塞、长春瑞滨有协同作用，与多柔比星、紫杉醇、环磷酰胺有相加作用，而与氟尿嘧啶有拮抗作用。与上述化疗药物的联合使用效果已经有大量临床实验证明，并且越早使用获益越多。

（8）我是孕妇，可以用曲妥珠单抗吗？

曲妥珠单抗不应用于孕期妇女。在发育早期（孕20～50天）和晚期（孕120～150天）均观察到曲妥珠单抗经胎盘传送入胎儿。鉴于动物生殖研究结果并不能预示人类的反应，曲妥珠单抗不应用于孕期妇女，除非对孕妇的潜在好处远大于对胎儿的潜在危险。

（9）曲妥珠单抗可以与其他药物联合应用吗？

①曲妥珠单抗联合化疗药物：体外实验显示曲妥珠单抗与多种化疗药有相加或协同作用。紫杉类中加入曲妥珠单抗能够显著提高晚期乳腺癌患者的有效率和生存期，因此，美国NCCN乳腺癌治疗指南中明确指出把AC→TH即多柔比星/环磷酰胺序贯紫杉醇加曲妥珠单抗常作为Her-2+转移性乳腺癌的首选方案。另一个首选方案为TCH（多西他赛、卡铂、曲妥珠单抗）。

②曲妥珠单抗联合内分泌治疗药物：目前有两项前瞻性临床研究将芳香化酶抑制剂与曲妥珠单抗联合应用治疗ER+且Her-2+晚期乳腺癌。一项来曲唑联合曲妥珠单抗治疗晚期乳腺癌的Ⅱ期临床试验显示有效率为26%，临床受益率为52%，平均有效持续时间达到20.6+个月。另一项比较曲妥珠单抗联合阿那曲唑与单用阿那曲唑一线治疗转移性乳腺癌的Ⅲ期随机对照研究（TAnDEM研究）显示联合治疗组的临床有效率（20.3% vs 6.8%）和PFS（4.8m vs 2.4m）均显著优于阿那曲唑单药组。但联合治疗是否优于单用曲妥珠单抗尚不清楚。

③曲妥珠单抗联合其他分子靶向药物：拉帕替尼是同时抑制Her-2和HER1的小分子酪氨酸激酶抑制剂，它作用于Her-2受体的细胞内ATP结合位点。临床前实验显示其与曲妥珠单抗具有协同抑制Her-2+乳腺癌细胞生长的作用。帕妥

珠单抗是人源化 Her-2 单克隆抗体，它与曲妥珠单抗的作用位点不同，能够抑制 Her-2 同源性和异源性二聚体形成。2008 年美国临床肿瘤学会年会报道了一项拉帕替尼联合曲妥珠单抗治疗 Her-2+ 转移性乳腺癌的 II 期试验，患者均用过紫杉类和蒽环类，并且用过曲妥珠单抗而进展。296 例患者随机接受拉帕替尼单药或拉帕替尼联合曲妥珠单抗治疗。结果显示联合组的 PFS 和临床受益率（24.7% vs 12.4%）均显著高于单药组。2009 年圣安东尼奥乳腺癌会议更新数据显示联合组的总生存率 OS 也显著高于单用拉帕替尼组。

（10）曲妥珠单抗应用于辅助治疗的方案是什么？

① AC→TH（AC→T+曲妥珠单抗）方案一

多柔比星 60 mg/m^2 IV d1

环磷酰胺 600 mg/m^2 IV d1
} 21 天为 1 个周期，共 4 个周期

序贯：紫杉醇 80 mg/m^2 IV 1 小时

每周 1 次，共 12 周

加

曲妥珠单抗 4 mg/kg IV，与第 1 次使用紫杉醇时一起用

随后

曲妥珠单抗 2 mg/kg IV，每周 1 次，共 1 年；或者曲妥珠单抗 6 mg/kg IV，每 3 周 1 次，在完成紫杉醇治疗之后应用，共 1 年

基线时、3 个月、6 个月和 9 个月时监测心功能。

② AC→TH（AC→T+曲妥珠单抗）方案二

多柔比星 60 mg/m^2，iv，第一天

环磷酰胺 600 mg/m^2，iv，第一天
} 21 天为 1 个周期，共 4 个周期

序贯：紫杉醇 175 mg/m^2，iv，3 小时 d1，21 天为 1 个周期，共 4 个周期

加

曲妥珠单抗 4 mg/kg iv，与第 1 次使用紫杉醇时一起用

随后

曲妥珠单抗 2 mg/kg iv, 每周 1 次, 共 1 年; 或者曲妥珠单抗

6 mg/kg iv, 每 3 周 1 次, 在完成紫杉醇治疗之后应用, 共 1 年

基线时、3 个月、6 个月和 9 个月时监测心功能。

③ TCH方案

多西他赛 75 mg/m^2, iv, 第一天

序贯: 卡铂 AUC=6, iv, 第一天 } 21 天为 1 个周期, 共 6 个周期

加

曲妥珠单抗 4 mg/kg, 第 1 周

随后

曲妥珠单抗 2 mg/kg, 共 17 周

随后

曲妥珠单抗 6 mg/kg iv, 每 3 周 1 次, 共 1 年

基线时、3 个月、6 个月和 9 个月时监测心功能。

④曲妥珠单抗应用于晚期转移性乳腺癌的解救方案有哪些?

与曲妥珠单抗联合使用的推荐治疗方案 (Her-2 阳性的转移性乳腺癌)

· 紫杉醇 ± 卡铂

· 多西他赛

· 长春瑞滨

· 卡培他滨

使用过曲妥珠单抗的 Her-2 阳性患者的推荐治疗方案

· 拉帕替尼 + 卡培他滨

· 曲妥珠单抗 + 其他一线化疗药物

· 曲妥珠单抗 + 卡培他滨

· 曲妥珠单抗 + 拉帕替尼 (不含细胞毒性药物方案)

⑤拉帕替尼是什么药物?

拉帕替尼是一种口服的小分子酪氨酸激酶抑制剂, 可以同时作用于 EGFR 与

Her-2。在 Her-2 阳性的转移性乳腺癌的 I ~ II 期临床试验中，拉帕替尼具有较高的有效率，且与曲妥珠单抗无交叉耐药，因其为小分子化合物，能够透过血脑屏障，故对乳腺癌脑转移也有一定的治疗作用。目前，拉帕替尼作为 Her-2 阳性的转移性乳腺癌的二线治疗被许多国家批准上市，2013 年在中国上市。临床研究表明，曲妥珠单抗治疗失败的乳腺癌，拉帕替尼联合卡培他滨相较单用卡培他滨虽未能显著延长 OS（15.6 个月 vs.15.3 个月），但 TTP 时间延长。

⑥拉帕替尼是如何使用的呢？

NCCN 乳腺癌治疗指南指出使用过包括蒽环类、紫杉醇、曲妥珠单抗（赫赛汀）治疗的 Her-2 阳性的晚期或转移性乳腺癌患者首选药物是拉帕替尼 + 卡培他滨或者拉帕替尼 + 曲妥珠单抗。具体方案为卡培他滨 $1000\,mg/m^2$ 口服，每日 2 次，d1 ~ d14+ 拉帕替尼 1250 mg 口服，每日 1 次，d1 ~ d21，21 天为 1 个周期。

曲妥珠单抗联合拉帕替尼不能耐受化疗的患者，还可以考虑曲妥珠单抗联合拉帕替尼的非细胞毒药物的方案，研究显示曲妥珠联合拉帕替尼较拉帕替尼单药延长 PFS（12.0 周 vs.8.1 周），同时也延长了 OS（51.6 周 vs.39 周），但目前缺乏曲妥珠单抗联合拉帕替尼优于联合化疗的证据。

2014 年 ASCO 最新报道，ALTTO 研究是一项国际多中心，随机 III 期临床研究，全球共有 44 个国家的 946 家单位参加。在 2007 年 6 月至 2011 年 7 月间，研究共入组 8381 例新诊断的 Her-2 阳性早期乳腺癌患者，其中亚洲人群 2340 例，患者在术后随机分入曲妥珠单抗单药、拉帕替尼单药组、曲妥珠单抗序贯拉帕替尼组、曲妥珠单抗联合拉帕替尼组。研究表明，在 1 年曲妥珠单抗辅助治疗的基础上加入拉帕替尼（无论序贯还是联合），均未能改善 Her-2 阳性早期乳腺癌的 DFS 和 OS，且不良反应发生率更高；曲妥珠单抗的患者依从性也明显优于拉帕替尼，再次证实 1 年曲妥珠单抗辅助治疗是安全有效的标准治疗。

⑦贝伐单抗是什么药物？

贝伐单抗是一种重组的人类单克隆 IgG1 抗体，通过抑制人类血管内皮生长因子的生物学活性而起作用。也就是说贝伐单抗可结合 VEGF 并防止其与内皮细胞表面的受体(Flt-1 和 KDR)结合。在体外血管生成模型上,VEGF 与其相应的受体结合可导致内皮细胞增殖和新生血管形成。但有研究发现该药未能延长转移性乳腺癌患者的生存期,而且应用该药的女性患者面临着威胁生命的副作用的风险,如严重高血压、出血、心脏病发作、心力衰竭以及鼻、胃和肠道穿孔。2011 年 11 月美国食品药品管理局(FDA)撤销了贝伐单抗(商品名阿瓦斯汀)治疗转移性乳腺癌的许可。

⑧ T-DM1是什么药物?

T-DM1(trastuzumab emtansine)是曲妥珠单抗通过硫醚键同微管抑制药物美坦新DM1偶联后制备的一类全新的单抗药物。这是乳腺癌领域目前研究较深入、前景乐观的首个单抗偶联物。

⑨ T-DM1的作用机制是什么?

通过特殊的连接体将 DM1 与曲妥珠单抗偶联后的药物能特异性地与 Her-2 过表达的肿瘤细胞结合,药物内化,在肿瘤细胞内释放出 DM1。因此 T-DM1 既保留了曲妥株单抗对 Her-2 阳性的乳腺癌的靶向性,又携带高效的细胞毒药物 DM1 进入肿瘤细胞,抑制微管蛋白聚合和微观动力学。发挥抗肿瘤作用。

⑩帕妥珠单抗是什么药物?

帕妥珠单抗(pertuzumab)是一种重组的单克隆抗体,可与 Her-2 胞外结构域 II 区结合,抑制 Her-2 与 HER 家族其他成员形成同源或异源二聚体的形成。帕妥珠单抗(P)联合曲妥珠单抗治疗 Her-2 阳性的转移性乳腺癌的 II 期临床试验结果显示:在 33 例可评价疗效的患者中,有效率 18%,疾病稳定(SD)≥ 6 个月 21%,SD < 6 个月 30%,不良反应可以耐受。目前国际上正在进行帕妥珠单抗 + 曲妥珠单抗 + 多西他赛 vs. 曲妥珠单抗 + 多西他赛一线治疗 Her-2 阳性的转移性乳腺癌的临床试验。

（五）乳腺癌的中医中药治疗

1. 乳腺癌中医如何表述？

在中医典籍中多将乳腺癌称为"乳岩"，也有称"乳石痈""石榴翻花发""乳栗"等。凡结块如石、溃后状似岩洞者称为"岩"，而患生于乳房者称为"乳岩"。

2. 中医能治疗乳腺癌吗？中医药治疗乳腺癌的特点在哪里？

古代中医有关乳腺癌的病因病机、诊断与鉴别诊断、治疗和方药等方面的记载很多，对现代中医治疗乳腺癌有很大影响，所创制的"西黄丸"及"小金丹"确有一定疗效，至今仍在沿用。

中医中药治疗乳腺癌有以下特点：

（1）具有较强的整体观念：乳腺肿瘤虽然是生长在是身体的某一局部，但实际上是一种全身性疾病。对多数的乳腺肿瘤患者来说，局部治疗是不能解决根治问题的，而中医由于从整体观念出发，实施辨证论治，既考虑了局部的治疗，又采取扶正培本的方法，对于改善患者的局部症状和全身状况都具有重要的作用。

（2）强调个体化治疗：针对每个患者的不同症候，以辨证为主导，结合辨病，制定出适合个体的治疗方案，体现了"同病异治"的理念。

（3）辨证施治：在乳腺癌手术、化疗、放疗等治疗的同时，给予中医辨证施治治疗对改善患者的一般状况以及减少放化疗毒副作用均有一定的作用，但不建议仅把中医治疗作为唯一的、主要的治疗，特别是在患者仍有手术、化疗等治疗机会的情况下。

（4）毒副作用相对轻微，中医治疗对病人的脏器功能损害较小。

3. 中医药治疗乳腺癌的现状如何？

中医药治疗乳腺癌目前主要在以下几个方面发挥着积极作用：

（1）减少手术并发症：中医药治疗能够加快伤口愈合，改善术后上肢水肿，防止深静脉血栓形成,促进术后患者体质的恢复。

（2）减轻放化疗毒副反应:中医药治疗能够保护骨髓造血功能,减轻外周血中的白细胞、红细胞、血小板减少的程度;改善胃肠功能紊乱,减轻恶心、呕吐、腹

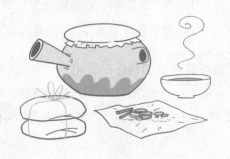

胀等症状,增进食欲;防治药物性肝损害及放射性肺炎、放射性皮炎等。

（3）减轻内分泌治疗的副作用:中医药治疗能够减轻抗雌激素药物引起的月经不调、潮热出汗、心烦等。

（4）抑瘤及改善症状:中医药治疗能够对晚期乳腺癌患者通过祛邪扶正法抑制肿瘤生长,改善全身

症状,提高生活质量,延长生存期。

（5）防止复发转移:中医药治疗能够通过调控整体,平衡阴阳,促使机体免疫机能修复,从而达到抗浸润、抗转移作用。

4. 我能单用中医中药治疗乳腺癌吗? 有包治癌症的偏方吗?

目前乳腺癌的综合治疗方法包括手术、放疗、化疗、内分泌治疗、靶向治疗和中医治疗等,已可使大部分乳腺癌患者获得治愈。因此,应在肿瘤专科医师指导下针对病情采用综合治疗方法,并可将中医药治疗穿插在整个治疗过程中。一般在手术或放化疗期间以扶正或减毒增效中药为主,在治疗后期可单用中药扶正抗癌、防复发、防转移。

在民间有小部分人为了谋利,自称掌握了所谓"包治各种癌症"的疗法或方药,这绝对不可信! 因为即使在中医浩繁的文献中也从来没有包治百病的"仙药",切忌"病急乱投医",听信所谓的"偏方治大病"而耽误治疗。

5. 市面上有很多中成药可以治疗乳腺癌,我是不是多买几种吃就可以了?

这肯定是不妥的。中医药治疗肿瘤的精髓是以辨证施治为主,结合辨病治疗等。

中成药也是依照此原则配方制成,有攻有补,或攻补兼施等等差别,每位患者的症状、证候、治法和方药以及采用的西医治疗方法均可能不同,所以具体服用哪种中成药最好请中医师给予指导,避免药不对症,出现毒副反应。

6. 我的一个邻居和我一样得了乳腺癌,她一直在吃某专家的中药,恢复得很好,我可以照她的处方吃吗?

不行。尽管您和您邻居同样患的是乳腺癌,但证型可能不同,治法、处方就都不同,这也是中医"同病异治"理念的体现,所以您应该直接去该专家的门诊看病配方服药。

7. 我被查出患了乳腺癌,近期要进行手术治疗,手术前后要服用中药吗?

手术前后是否需要服用中药因人而异,如果您体质情况尚好,无特别不舒服的症状,且短期内准备进行手术治疗的话,可暂不服用中药;但如果体质状况不佳,有很多症状,或者是在行术前新辅助化疗,可以服用中药进行调理,减轻症状,改善体质,减少术后发生并发症的可能及缩短手术恢复时间。

当您进行了乳腺癌根治术后,通常可能会出现气血双亏的情况,宜用中药进行调理,促进体质恢复,为术后的放化疗作好准备,术后一般以调补气血为主,兼以解毒祛邪。

8. 我患乳腺癌已手术了,正在化疗,这期间能服用中药吗?

化疗期间服用中药能起到减轻胃肠道副反应、保护骨髓造血功能、促进化疗后身体功能尽快恢复的作用。中药还可以针对某些化疗药物的特定毒性(如蒽环类药物的心脏毒性、铂类药物的肾毒性、紫杉类的神经毒性等)造成的损害进行解救保护,增效减毒,帮助您顺利完成化疗。如果化疗时您呕吐反应较重,服用中药困难时,可以先含服生姜片后再服用中药;如果仍不能服用,可以化疗结束后再开始。

9. 我患乳腺癌已手术和化疗,马上开始放疗,这期间要服用中药吗?

放疗期间最好服用一些益气养阴、清热解毒的中药,既可以预防放射性肺炎、保护心脏、防治白细胞减少，又可增加放射敏感性，提高疗效。

10. 我雌激素受体是阳性，吃中药治疗可以有助于调控吗?

雌激素受体（ER）或孕激素受体（PR）阳性乳腺癌属激素依赖性肿瘤，雌激素或孕激素会促使肿瘤细胞复发或转移，所以在放化疗完成后仍需进行 5 年的内分泌治疗。一些滋补肝肾的中药如黄芪、菟丝子、淫羊藿、仙茅、枸杞子、女贞子、肉苁蓉、补骨脂等对激素有调节作用，既可增加内分泌治疗的效果，又可治疗因接受内分泌治疗常常表现出的一系列内分泌失调症候，如月经紊乱、烦躁易怒、游走性疼痛、阵阵出汗、失眠等，您可以请有肿瘤诊治经验的中医师根据您的症情，开具处方用药进行调控。

11. 医生说我患的是三阴性乳癌，中药可抗复发治疗吗?

三阴性乳腺癌属于一种特殊的乳腺癌类型，是指雌激素受体（ER）、孕激素受体（PR）及人表皮生长因子受体 2（Her-2）均为阴性的乳腺癌，经手术和辅助放化疗后仍有较高的复发转移风险。因此，辅以中药扶正抗癌治疗对于这类乳腺癌的复发和转移肯定是有积极作用的，您应该请有肿瘤诊治经验的中医师诊治。

12. 我已开始乳腺癌的内分泌治疗了，经常潮热、烦躁、多汗等，能不能用中药来调理?

服用内分泌药物他莫昔芬治疗乳腺癌时，病人会出现不同程度的不良反应，主要有潮热、多汗、心悸、失眠，还会出现恶心、呕吐、腹泻、月经失调、阴道出血、脱发、皮疹、头痛、眩晕、体重增加、水肿、骨痛、肿瘤处疼痛等，这是由于这类药具有抗雌激素作用，引起机体内分泌紊乱所致。出现上述症状时可以通过中药疏肝理气、健脾益肾等进行调理，既能改善症状，减轻或避免不良反应的发生，提高生活质量，又能起到扶正抗癌的作用。

13. 我乳腺癌术后，胸壁创面愈合不好，中医药能促进其愈合吗?

中医认为，乳腺癌术后患者多脾胃虚弱、气血亏虚，服用健脾和胃、益气养血为主的中药能够增进术后患者的体质恢复，加快伤口愈合。常用药物有党参、黄芪、炒白术、山药、茯苓、薏仁、甘草等。

此外，可以通过用祛腐生肌的中成药（如生肌散、生肌玉红膏、黄连膏）等外敷换药来治疗乳腺癌术后皮瓣坏死，能有效地缩短创面愈合时间。切忌一味攻邪祛腐，引发其他并发症或不良后果。

14. 我乳腺癌术后出现了上肢肿胀，请问中医药能治疗吗？

乳腺癌术后出现患侧上肢淋巴结水肿是常见的手术并发症。中药治疗宜气活血、通络消肿，在一定程度上能够改善和减轻上肢水肿。

15. 中医药治疗乳腺癌持续多长时间为宜？何时可以停药？

目前还没有统一的标准。根据中医药的特点，文献报道及临床观察归纳发现，长时间服用中药治疗乳腺癌的患者较不服用者的复发率、转移率可能会有下降，而且体质状况和生存质量明显提高。因此大多数中医师认为，治疗初期应坚持服用中药 1～2 年，以后如病情稳定，可逐渐减少或间断服至 5 年为宜。

16. 我在乳腺癌治疗过程中，一直坚持煎服中药，有时医生处方后会要求我多煎一会，或说某味药要先煎，这有什么道理吗？

为保证煎煮中药的质量和安全性，一般要求补益类的中药要多煎一会（大火煮沸后文火再煎 45 分钟左右），而且一些有毒药物（如附子、乌头等）、矿物药（如龙骨）、贝壳类药（如牡蛎）及某些根茎药物要求用先煎（约 1～2 小时）的方法，以起到解毒或保证有效成分的溶出，然后再放入其他药物共同煎煮。对于芳香类的药物（如薄荷、砂仁等）久煮会致芳香有效成分挥发损失，故宜后下，多在药物煎成前 5～10 分钟加入。胶质药物（如阿胶、鹿角胶、龟板胶等）则应趁药液温热时放入熔化，然后混匀服用；或放锅中隔水蒸煮溶化，兑入药液中温服。某些粉末样的药物（如琥珀粉、朱砂）不宜煎煮，可直接冲入煎取的药液中混匀服用；同样，较贵重的药物（如人参、三七）通常制成散剂，也宜与煎得的其他药物同服；处方中的液态药物（如竹沥、姜汁等）亦不入煎，与其他药液混合服用即可。

17. 中药有什么讲究? 是不是多多益善? 什么时间服比较好?

服用中药的科学方法最好是将头煎和二煎的药液混合后,分早晚 2 次服用,才能发挥最佳的药效。因为中药头煎中含较多易溶的有效成分,如苷类、多糖类、挥发油等,而含难溶的有效成分则较少; 反之,二次煎煮中易溶的有效成分含量可能很低,难溶的有效成分则煎出较多,故两次煎出药汁混合后服用可相互弥补,保证药效。

每次服用的中药药汁量 250 ~ 300 ml 为宜,也就是说,每次煎药时要掌握好放水量,使煎出的药量正好够服用。一般头煎时约放入煎出药汁量的 2.5 ~ 3 倍水,二煎时约放 1.5 ~ 2 倍水,以免药汁过多浓度过淡或量多增加胃的负担,过少则可能有效成分不能完全溶出,影响疗效。

对于服用抗癌中药的时机,考虑到一般情况下需服用较长的时间,为防止刺激胃肠道产生不适或影响食欲,故建议在进食后半小时左右服用,但补益药和泻下通便的药物宜饭前空腹服用,安神的药物宜临睡前服用。

18. 我正在服中药治疗乳腺癌,能同时喝茶吗?

适量喝茶有保健防癌作用,但服用中药时最好不要同时喝茶,尤其是浓茶。这是因为茶叶中含有较多的鞣酸,很容易与中药中的生物碱作用形成沉淀,造成有效

物质无法被吸收。许多中药的有效成分都是生物碱,如黄连与黄柏、百部中的百部碱,其他如延胡索、川牛膝中都含有相应的生物碱,这些药的煎汁和茶水同服就会发生沉淀而影响药效的发挥。另外,鞣酸具有收敛作用,会妨碍人体对蛋白质等营养物质的吸收,并减弱补益中药(如党参、黄芪、山药)的作用。所以,有饮茶习惯的患者应暂停饮茶或在服中药后间隔 1 ~ 2 小时后饮用,且以淡茶为宜。

19. 不良情绪与乳腺癌的关系密切吗? 对调控情绪中医是什么看法?

人有七情: 喜、怒、忧、思、悲、恐、惊, 它们是人体正常的情绪表现, 但是如果太过就会成为致病因素。《黄帝内经》曰:"百病生于气也, 喜则气缓、怒则气上、忧则气聚、思则气结、悲则气消、恐则气下、惊则气乱。"可见, 七情所伤最常表现为气机功能紊乱, 致使脏腑功能障碍, 出现器质性病变。中医认为, 乳腺癌的发病与七情活动有密切的联系。忧思郁怒、情志内伤、肝脾气逆等不良精神因素是引起气血逆乱、经络阻滞、痰瘀结聚成核的重要致病因素, 同时还直接影响到乳腺癌的发展、治疗和预后。现代医学认为, 精神因素对乳腺癌的发生、发展和扩散起着非常重要的作用。临床统计数字亦显示, 90% 以上的乳腺癌患者与精神、情绪有直接或间接的关系。因此, 从中医心理治疗的角度分析, 乳腺癌患者应当重视自我情绪调控。有节制的顺情从欲, 释放被压抑的情绪、意志, 以满足心身需要; 巧妙地使用情志相胜之法 (如悲伤治疗烦怒、欣喜治疗悲伤、恐惧治疗狂喜、思考治疗恐惧、愤怒治疗思虑过度), 以发泄心中的不满, 平抑各种不良情绪; 适当的进行一些锻炼、交友及与病友交流等活动, 转移注意力, 疏远坏情绪, 使自己的心情舒畅而有助于肿瘤的治疗及康复。

20. 药膳对乳腺癌的治疗和康复有益吗?

中医认为: 脾胃乃后天之本, 气血生化之源, 脾胃旺则四季不受邪。因此, 合理的药膳对于扶助人体正气, 抵抗外邪以及病中、病后的康复尤为重要亦体现了中医未病先防既病防变的原则。《内经》中就有"虚则补之, 药以祛之, 食以随之"和 "谷肉果菜, 食养尽之" 等提法。俗语所说 "药补不如食补" 就是这个道理。乳腺癌在治疗过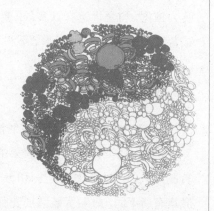程中和治疗后往往会出现气血亏损、脾胃虚弱、肝肾不足、肺肾两虚、余毒未尽等证候, 辨证地施以味美方便、易于接受药膳服食, 既可扶助正气, 改善体质; 又可祛邪解毒, 抗癌防癌。

21. 中医理论所说的"发物"是什么? 哪些食品是发物? 乳腺癌患者能吃"发物"吗?

中医所说的"发物"忌口,系指能诱发疾病或使疾病加重的某些食物,按其性能分为六类:一为发热之物,如韭、姜、花椒、羊肉、狗肉等;二为发风之物,如虾、蟹、椿芽等;三为发湿之物,如饴糖、糯米、米酒等;四为发冷积之物,如梨、柿及各种生冷之品;五为发血之物,如辣椒、胡椒等;六为发带气之品,如土豆、莲米、芡实及各类豆制品。举例来说,大便溏薄、胃痛喜温、四肢发冷的病人,属虚寒型体质,当忌西瓜、雪梨、柿子、香蕉等凉性食物应视作"发冷积之物";反之,近来面目红赤、发热口渴、失眠心烦、痔疮下血的病人,为实热型表现,当忌韭、姜、花椒、羊肉、狗肉、白酒、大蒜等热性"发热之物"当忌。可见这些"发物"是与过敏性疾病、疮疡肿毒和疾病过程中的某些症候有关,与肿瘤的复发、转移无直接关联。

目前比较肯定与乳腺癌发生、发展可能有关的饮食主要有:

(1)烧烤的肉类;

(2)啤酒、白酒;

(3)高脂肪、高热量食物;

(4)腌制、陈腐、发霉食物。所以,乳腺癌患者应正确理解"发物",以健康饮食为依据,科学地选择饮食,不要偏听偏信,不用"草木皆兵"盲目忌食,造成偏食或营养平衡失调,体质下降,不利于健康。

(六)饮食调养

22. 听说豆类食品中含有雌激素,乳腺癌患者能食用吗?

是的,豆类食品尤其是大豆中确实含有植物雌激素(主要为异黄酮)。大豆异黄酮与人体内的雌激素结构和分子量相似,但是它在人体内所发挥的作用却与雌激素有所不同。雌激素能增加乳腺癌的风险,但大量的试验研究证实,大豆异黄酮能够抑制体内引起癌细胞发生的酪氨酸激酶的活性,控制癌细胞赖以生长的血管增生,减慢肿瘤的生长速度,除此之外,大豆异黄酮能够消除活性氧起到抗氧化作用,并调节细胞的周期、分化和凋亡,使癌细胞转化为具有正常功能的细胞,表现为抑制不良肿块结构,防止肿块增生和癌细胞扩散。中医认为,大豆有"宽中下气,利大肠,消肿毒"的功效。所以,乳腺癌患者不要因噎废食,适量食用含有大豆异黄酮的豆类食品应该是有益无害的。

23. 我化疗后食欲很差、头晕乏力,想通过饮食来调理,请给些建议。

中医认为,化疗的毒性会损伤脾胃功能,造成脾胃虚弱、气血不足,出现食欲不振、恶心欲呕、胃脘痞满、头晕乏力等症。此时应以清淡、易消化、营养丰富的软食为主,兼顾有健脾和胃、益气养血作用的食物。例如生姜、无花果、山楂、佛手、番茄、薏苡仁、山药、白扁豆、白萝卜等可开胃止呕、健脾和中,粳米、香菇、红枣、蘑菇、黑木耳、桂圆肉、鸡蛋、瘦肉、鱼、家禽等可补中益气、生血养血。古人云:"胃以喜为补"。所以您可以参照上述建议,根据自己的饮食习惯及口味加减选择合适的食物进行调理。

24. 我正在行左胸壁、左腋窝部位放疗,感觉口干、火大,有时干咳无痰、渴。可以通过饮食来改善吗?

乳腺癌放疗时,易耗伤阴津,造成肺阴不足或气阴两虚,出现干咳少痰或无痰、口干饮不解渴、口中异味及心慌气短、自汗盗汗等症。此时,病人宜服用甘凉滋润、益气养阴的食品,如杏仁霜、枇杷果、白梨、乌梅、莲藕、香蕉、胡萝卜、苏子、银耳、橄榄、甘蔗汁、豆浆、百合、芝麻等,可减轻和改善放疗引起的不适。

25. 亲朋来探视我,送了许多补品,如蜂胶、蜂王浆、燕窝、冬虫夏草、灵芝孢子粉等,我都可以吃吗?

乳腺癌患者经过手术、放化疗后会出现一些体亏力弱的表现,针对性地食用一些补品能尽快促进身体机能恢复,提高机体免疫能力。但对于补品应注意甄别其中成分,尽量不要服用含有性激素的补品,且一旦体力恢复后应逐渐减用或停用。

蜂胶、蜂王浆的成分相当复杂，并都含有少量的雌激素，对乳腺癌的利弊因缺乏证据，一直争论不休，尚无定论，建议乳腺癌患者暂不要特意选用。

偶尔服用燕窝对恢复元气、补充营养、提高免疫力有一定效用。

冬虫夏草、灵芝孢子粉等作为补虚之品服食都有一定的作用，但不是防癌抗癌的灵丹妙药，不要迷信于它，而排斥其他有效的治疗手段。

26. 我能用针灸、理疗、拔火罐等外治的方法治疗乳腺癌吗？

针灸、理疗、拔火罐等这些疗法对乳腺癌是否有直接治疗作用仍在探讨中，但这些方法对治疗因手术、放化疗引起的毒副作用，如疼痛、发热、腹胀、便秘、尿闭、失眠多梦、月经失调等症状，是有效安全的，可以放心接受治疗。

应该提出并引起重视的是，对于出现的一些症状应注意鉴别是否为乳腺癌转移所引起的，如疼痛，应注意是否为骨转移，以免误诊误治。

27. 乳腺癌患者如何做好精神调理？

乳腺癌患者应当做好手术后的自我心理调适，多和家人谈心交流，多与医师沟通，以免焦虑、抑郁、紧张等不良情绪。特别是接受了乳腺癌根治术的患者要在家属、医师的帮助下逐步接受现实，调整好心态，面对实际，积极配合治疗。乳腺癌患者要有长期和癌瘤作斗争的心理准备，以获得较高的生存质量和最长的生存期限为生活目的，树立起战胜癌瘤回归生活的信心。

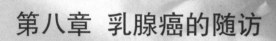

第八章 乳腺癌的随访

1. 出院后为何还要随访?

乳腺癌是一种全身性疾病,新辅助治疗、手术治疗、辅助治疗,仅是乳腺癌综合治疗中的一部分,在乳腺癌患者全程管理过程中仍需要密切关注肿瘤复发转移的问题。切不可以为做了手术就万事大吉了,乳腺癌和其他肿瘤一样,仍有复发的可能。所以,乳腺癌术后的随访尤为重要!

随访的目的:

(1)监测局部复发;

(2)监测第二原发癌;

(3)维持与患者的持续关系便于同患者交流;

(4)评价和处理治疗带来的并发症;

(5)鼓励患者顺从正在进行的治疗;

(6)提供心理支持;

(7)提供关于可能受乳腺癌病史影响的健康决定的意见(如怀孕等)。

2. 术后监测和随访包括哪些内容?

美国 NCCN 指南提出:

每 4 ~ 6 个月进行 1 次病情随访和体格检查,持续 5 年,此后每 12 个月 1 次;

每年进行 1 次乳房 X 线摄片;

接受他莫昔芬者,若子宫仍保留,每 12 个月进行 1 次妇科检查(宫颈黏膜涂片);

接受芳香化酶抑制剂治疗或出现有治疗所致的卵巢功能衰竭的患者,应在基线状态及之后定期监测骨密度;

评估辅助内分泌治疗的依从性,并鼓励患者坚持治疗;

循证医学证据显示,积极的生活方式、达到并维持理想体重(20 ~ 25 BMI)可使乳腺癌患者获得最理想的转归

3. 我院随访的内容包括哪些方面? 我院患者如何进行随访及复查?

我院的随访内容包括:

(1)记录患者基本详细资料、电话号码;月经状态、孕产史、有无急性乳腺炎病史、有无乳腺癌家族遗传史及其他肿瘤家族史;

(2)原发灶穿刺病理诊断结果、术后常规病理诊断结果;

(3)新辅助、辅助治疗方案及相关不良反应;

(4)手术方式;

(5)手术伤口愈合情况、患肢是否水肿;乳房再造术后乳房形状及近远期相关并发症;

(6监督术后放疗、内分泌治疗等辅助治疗的实施情况及相关不良反应的处理;

(7)检查对侧乳房及评估全身各器官(包括心、脑、肝、肺、肾、子宫、附件、骨骼);

(8)肿瘤标志物、性激素水平、血常规、肝肾功能评估;

(9)分阶段评估疗效;

(10)记录参加大型临床试验及新药的临床验证;

(11)定期患者教育;

(12)SF-36 生存质量量表。

我院随访时间:

(1)辅助化疗结束时,建立随访档案;

(2)辅助化疗结束后 3 个月进行术后第一次复查;

(3危险度评分中高危患者,每 3 个月复查一次,直至满 3 年,后每 1 年复查一次;

(4)危险度评分低危患者,每半年复查一次,直至满 3 年,后每 1 年复查一次;

(5)患者出现特殊情况,随时复查。

4. 我院每次复查具体检查项目有哪些?

(1)B 超:包括对侧乳腺、双侧腋窝、术侧胸壁、双侧锁骨上淋巴结,腹部脏器（肾、肾上腺、肝胆胰脾）和妇科（子宫、卵巢）检查。

（2）胸片（每年1次），随访中医生认为必要时行胸CT、脑MRI（每年1次）。

（3）骨密度、骨ECT扫描（每年1次），除非怀疑有骨转移（如持续加重骨痛不能以常见病解释者），及时检查ECT或MR，有条件作PET-CT。

（4）血液检查：血常规、CEA、CA199、CA125、CA153等肿瘤标志物、肝肾功能、血脂、性激素水平（根据情况）检查；

乳腺钼靶摄片：1～2年1次。保乳或行假体、自体组织整形者术后建议行乳腺核磁共振。

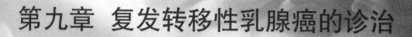

第九章 复发转移性乳腺癌的诊治

（一）复发转移性乳腺癌

1. 什么叫复发转移性乳腺癌?

随着诊断和治疗水平的进步,乳腺癌患者的死亡率逐年下降,但仍有大约30% 的患者在术后 5 年内复发或转移。复发转移性乳腺癌又包括局部复发性乳腺癌和全身转移性乳腺癌。

2. 什么叫局部复发性乳腺癌? 局部复发最容易发生在哪些部位?

主要是指手术治疗后胸壁和(或)区域淋巴结复发,包括术野皮肤、皮下、同侧腋下及胸骨旁、胸壁上出现癌结节。复发部位以胸壁最常见,其次为锁骨上淋巴结。

3. 什么叫全身转移性乳腺癌? 全身转移性乳腺癌最常转移到哪些部位? 这些不同部位的转移预后如何?

全身转移性乳腺癌即 4 期乳腺癌或晚期乳腺癌,是指出现了远处部位转移的乳腺癌。乳腺癌的全身转移以血行转移为主。

在乳腺癌的血行播散中,位居首位的是肺,然后是骨,第三位是肝。除此之外,还有脑转移。

在复发和转移中,单纯局部复发的预后较全身性转移要好,同时局部复发经过合理的全身性治疗还有可能在有效控制局部复发的同时避免或延缓全身性转移的发生。在常见的全身性转移中,不同部位的转移灶有区别。一般来讲,中枢神经系统转移的预后非常差,肝脏转移的预后也比较恶劣,肺转移可能预后稍好,一般部位的骨转移、淋巴结和软组织的转移预后相对较好。

4. 我需要做哪些检查来知道我是否有复发或转移?

复发转移性乳腺癌的检查方法主要可分为影像学检查(B 超、X 线、CT、MRI、PET-CT、骨扫描)、实验室检查(血常规、肝功能、肿瘤标记物等)、病理组织活检等。

5. 转移性乳腺癌的治疗原则?

首先,需要对转移性乳腺癌患者的转移范围进行评估,并采集转移肿瘤的生物学信息,尽快明确该患者的治疗预期目标,然后由临床经验丰富的治疗团队制定治疗方案。方案制定过程中需要参考前期病史采集资料、影像学资料、肿瘤生物学指标,以及前期医患制定的治疗目标。具体参考指标包括:内分泌治疗反应性、Her-2状态、月经状况、无病生存期、既往治疗的手段及疗效、肿瘤转移的部位和数目、患者的年龄、合并的基础疾病(包括主要脏器功能)、体质状况评分、是否需要快速的肿瘤或相关症状控制、患者的社会和家庭经济情况、患者的性格和心理类型、患者的个人治疗选择意向、患者所在地区可提供的医疗条件。

(二)乳腺癌局部复发

1. 乳腺癌术后局部复发的影响因素有哪些?

影响乳腺癌术后局部复发的因素有很多,如年龄、肿瘤大小、临床分期、病理性质、腋窝淋巴结、切缘状况、激素受体、手术方式、术后放射治疗、内分泌治疗、化疗等。

2. 乳腺癌局部复发灶有什么特点?

复发肿瘤一般多发生在原发灶处或邻近区域,以胸壁复发最高,锁骨上窝次之,腋窝最低。肿瘤复发和原发诊断时间间隔越长,复发灶离原发灶越远。一般认为,早期局部复发和治疗失败有关,而远处局部复发可能是第二原发肿瘤。早期复发可表现为皮肤片状发红,无疼痛,但其特点是进展迅速,片状发红区可迅速肿大破溃等。

3. 我检查发现有局部复发,没有远处转移,该怎么治疗?

对于胸壁、腋窝淋巴结局部复发的乳腺癌患者如何处理? 美国NCCN乳腺癌临床实践指南、ESMO局部复发乳腺癌处理专家共识均认为,局部-区域复发的孤立性病灶应当视同新发可治愈的原发灶处理,可推荐进行完全手术切除或者放疗。对于不可手术的局部复发患者,应该考虑首先给予全身性药物解救治疗,以缩小肿瘤负荷,为手术或局部治疗争取机会。

4. 乳腺癌局部复发的预后怎么样?

局部复发虽然是全身转移的前兆,但通过再次手术及配合放、化疗等辅助治疗能有效地控制局部复发,延缓全身转移的时间,提高生存质量。

(三)乳腺癌肝转移

1. 乳腺癌的肝转移有哪些症状?

乳腺癌肝转移的临床表现与原发性肝癌很相似,转移的早期无症状,后来会逐步出现上腹部或肝区的胀痛不适,然后腹胀、黄疸、食欲减退,乏力、体重减轻、肝区剧烈疼痛、发热等。

2. 乳腺癌的肝转移可以早期诊断吗?

乳腺癌肝转移的早期诊断很重要,它可以帮助发现微小转移灶,从而可以进行及时的治疗。早期诊断的手段目前主要是影像学检查,包括 B 超、CT、MRI 等。通过检测血 CEA、CA153 和血肝功能部分指标有助于提示肝转移的诊断。另外,超声引导经皮肝占位穿刺细胞学和组织学检查也是一种简便、安全、有效的方法。

3. 我检查发现有乳腺癌肝转移,可以通过手术切除治疗吗?

目前,对手术治疗肝转移是否改善生存尚有争论。有学者认为,乳腺癌伴肝转移的患者若要计划进行局部治疗(手术),首先应具备良好的身体条件和器官功能状况,并不怀疑有其他部位的转移,包括不存在容易发生转移的其他危险因素。手术的主要要求是要保证有 1～2cm 的正常组织切缘并同时不会损伤肝内重要的管道系统,主要适合于那些位于肝脏外周部位的、无症状的、由影像学检查而偶然发现的转移灶。

4. 目前对于肝转移的治疗有什么共识吗？

目前，对于 HR 阳性乳腺癌患者出现肝转移，如疾病进展缓慢、无严重的危及生命的病灶，行内分泌治疗，不主张手术及全身化疗；对疾病进展迅速、有严重危及生命的病灶的 HR 阳性及 HR 阴性乳腺癌患者，行全身化疗。Her-2 过表达的患者建议行分子靶向治疗。

5. 乳腺癌的肝转移还有什么其他的治疗方法吗？

（1）全身化疗

①单药化疗：对乳腺癌肝转移治疗有效的药物常有蒽环类的阿霉素、表柔比星，及植物类药紫杉醇、长春瑞滨等。

②联合化疗：目前对乳腺癌肝转移的患者多采用联合化疗。有研究联合多西紫杉醇联合卡培他滨治疗乳腺癌肝转移，结果显示多西紫杉醇化疗后继服卡培他滨可相应延长患者生存期，另外，目前对乳腺癌肝转移的研究十分注重蒽环类与紫杉类的联合。常用的治疗方法为 PTX+EPI、TXT+EPI、TXT+NVB、TXT+CAPE 等。

③生物与内分泌治疗：乳腺癌肝转移的生物治疗包括分子靶向治疗、肿瘤疫苗治疗、基因治疗和内分泌治疗等。

（2）肝动脉灌注化疗

肝动脉灌注治疗具有局部药物浓度高、疗效好、不良反应小等特点，应用日益广泛。

（3）经皮激光热疗

其方法为用细光纤经皮插入肿瘤介质，肿瘤组织吸收光能后转变为热能，从而使癌细胞发生凝固性坏死。当病灶直径大于4cm时激光不能灭活全部肿瘤细胞，需配合其他治疗。

（4）射频消融治疗

有3种途径：超声引导下经皮射频消融、腹腔镜下消融及术中射频消融。

（5）其他治疗

如瘤体内无水乙醇注射、冷冻手术、高强度聚焦超声刀、放射治疗等。

（四）乳腺癌肺转移

1. 乳腺癌的肺转移是怎么形成的？

乳腺癌的肺转移多由于血液循环途径形成。癌细胞随乳腺静脉进入静脉血流，流经肺脏，在肺毛细血管中停留并生长，进而穿透血管壁，进入肺组织形成乳腺癌的肺转移灶。

2. 乳腺癌的肺转移有哪些症状？

常见的症状有咳嗽（50%）、咳痰（19%）、咳血（10%）、呼吸困难（7%）、发热（1%）。如果转移灶发生在肺间质，早期为孤立性的结节时常无症状，可通过影像学发现。如果转移灶位于支气管内膜时，咳嗽症状明显，还有可能发生阻塞性肺炎或肺不张。如果出现肺的癌性淋巴管炎可见呼吸困难、咳嗽痰多、发绀和胸闷，并可有肺呼吸音减弱。

3. 乳腺癌肺转移的诊断需要做哪些检查？

（1）影像学检查：首选胸部 CT。

（2）病理学检查：经 CT 引导经胸部细针穿刺活检术、痰、支气管镜毛刷获取的样本进行细胞学检查。

4. 我检查发现有乳腺癌肺转移，该怎么治疗？

目前，对于 HR 阳性乳腺癌患者出现肺转移，如疾病进展缓慢、无严重的危及生命的病灶，行内分泌治疗，不主张手术及全身化疗；对疾病进展迅速、有严重危及生命的病灶的 HR 阳性及 HR 阴性乳腺癌患者，行全身化疗。Her-2 过表达的患者建议行分子靶向治疗。孤立病灶可选择手术、射频等外科治疗。

（五）乳腺癌脑转移

1. 乳腺癌脑转移发生的特点是什么？

乳腺癌脑转移的特点之一就是发现脑转移时多数已经出现了淋巴结、肺、肝、骨等其他脏器的转移，自然生存期很短。

2. 乳腺癌脑转移有哪些症状？

脑转移是乳腺癌常见的急症，急性起病时可出现脑疝导致生命危险，主要临床表现有：颅内压升高症状（头痛、恶心、呕吐、视乳头水肿、眼底出血）、大脑半球转移瘤症状（癫痫、精神症状、运动障碍、感觉障碍、失语）、小脑受压表现（患侧肢体共济失调、肌张力减退）等。

3. 乳腺癌脑转移需要做哪些检查？

对比增强 MRI 是最好的诊断方法。

4. 我检查发现有脑转移，可以治疗吗？有哪些治疗方法？单发可以手术、全脑放疗可以做几次？

乳腺癌脑转移治疗的主要目的是最大限度的保持患者的神经功能，提高患者的生活质量。治疗实性脑转移的标准方法是手术切除、立体定位放射外科学（SRS）或伽马刀治疗、全脑放射治疗（WBRT）和用皮质激素、抗惊厥药物及麻醉药物缓解症状。手术治疗适用于浅表的转移灶，病灶多为 1～2 个，KPS 评分较高、无脑外转移灶及一般状况好的脑转移患者。多处脑转移则需要行全脑放射治疗。原则上全脑放疗只能做一次。

（六）乳腺癌恶性体腔积液

1. 什么叫乳腺癌的恶性体腔积液？

恶性体腔积液是乳腺癌转移后的常见问题，是指由于肿瘤的扩散而导致的胸腔积液、腹腔积液、心包积液。积液一般来自于转移灶并累及浆膜。

2. 乳腺癌的恶性胸腔积液有哪些症状？怎么治疗？

症状：恶性胸腔积液常见的症状是呼吸困难、咳嗽和头痛。另外还有疲劳、食欲下降、体重减轻等全身性症状。

治疗：乳腺癌的全身治疗、内分泌治疗或化疗在一定时间内通常能够解决积液问题，但亦有可能无效。治疗时应根据积液量、对患者的危害程度以及全身治疗是否能产生迅速明显的疗效，决定是否采用局部治疗。局部治疗包括：引流（经皮胸腔穿刺的间断引流或小的内置导管引流、胸腔置管、胸廓切开术引流、胸膜固定术引流）、导管胸廓造口或放疗。

3. 乳腺癌的恶性腹腔积液有哪些症状？怎么治疗？

症状：腹水导致的腹部肿胀可使患者早期食欲不振和经口摄入减少。腹腔压力增大使横膈活动减少，限制肺的充分扩张，可导致患者呼吸困难甚至端坐呼吸。虽然腹水本身通常不会威胁生命，但腹膜种植通常是播散性转移疾病的表现。

治疗：转移性乳腺癌伴有腹水的患者，最有效的治疗是全身化疗和激素治疗。如果全身化疗不可行或疗效欠佳，或者出现腹内压升高症状时，可进行腹腔穿刺术引流，暂时改善症状。

4. 乳腺癌的恶性心包积液有哪些症状？怎么治疗？

症状：心包积液的早期和晚期可见许多重要的症状和体征。最重要的早期症状是劳累性呼吸困难。晚期则表现为心力衰竭的症状。

治疗：乳腺癌患者出现填塞前或有症状的填塞时不能单独采用全身治疗。对于非局限性的恶性心包积液，可以采取心包穿刺放液术来控制。

（七）复发性转移性乳腺癌的内分泌治疗

1. 什么是复发转移乳腺癌的维持治疗？

其具体意义可表述为"转移性乳腺癌患者接受某种抗肿瘤治疗后，获得了肿瘤的临床控制（获得 CR、PR、SD）"，此后选择某种有效的治疗手段，继续维持前面获得的临床疗效，从而达到延长患者生存期、维持患者较好生活质量的目的。

2. 复发转移乳腺癌的治疗原则是什么？有哪些指征？

复发转移性乳腺癌是否选择内分泌治疗，应根据患者肿瘤组织的激素受体状况（ER ／ PR）、年龄、月经状态、疾病进展程度及既往治疗情况综合考虑。原则上疾病进展迅速的复发转移患者应首选化疗，而进展缓慢的激素反应性（endocrine responsive 乳腺癌可以首选内分泌治疗进展缓慢的复发转移乳腺癌具有以下特点激素受体（ER ／ PR）阳性；术后无病生存期较长；仅有软组织和骨转移，或无明显症状的内脏转移，如非弥散性的肺转移和肝转移，肿瘤负荷不大，不危及生命的其他内脏转移。

3. 复发转移乳腺癌内分泌治疗应该如何选择药物？疗程多久？长期治疗有什么副作用？

（1）激素受体阳性和 Her-2 阳性患者：建议给予这部分患者曲妥珠单抗联合化疗；如老年或合并症等不适合化疗者，可考虑曲妥珠单抗或拉帕替尼联合芳香化酶抑制剂治疗。

（2）绝经后晚期乳腺癌：一线：首选第三代芳香化酶抑制剂，包括阿那曲唑、来曲唑、依西美坦，他莫西芬仍是一线内分泌治疗的可选药物。二线：他莫西芬一线内分泌治疗失败后，推荐第三代芳香化酶抑制剂（阿那曲唑、来曲唑、依西美坦）和选择性 ER 下调剂（氟维司群）作为二线内分泌治疗。

（3）绝经前晚期乳腺癌：绝经前晚期乳腺癌患者内分泌治疗的药物选择推荐他莫西芬、卵巢功能抑制剂或两者联合；或者在充分抑制卵巢功能的基础上，按照绝经后晚期乳腺癌的建议给予相应的内分泌治疗。

2013 NCCN 指南对激素受体阳性的转移性乳腺癌患者推荐内分泌治疗

绝经状态	分类	治疗推荐
绝经后	既往接受内分泌治疗 （内分泌治疗＜1年）	**内分泌治疗：** 与既往内分泌治疗机制 不同的内分泌药物
	既往未接受内分泌治疗 或既往内分泌治疗＞1年	**内分泌治疗：** AI、他莫昔芬、氟维司群

4. 解救内分泌治疗

对于 ER/PR 阳性、不伴有症状的内脏转移、骨或软组织或淋巴结复发转移性乳腺癌患者，内分泌治疗多为一线选择。绝经前患者，多已在辅助治疗阶段用过他莫西芬，则第三代芳香化酶抑制剂阿那曲唑、来曲唑、依西美坦多为主要选择。绝经后患者，一线选择三苯氧胺或第三代芳香化 酶抑制剂，则第三代芳香化酶抑制剂或氟维司群、依维莫司为解救治疗的主要选择。

5. 复发转移性乳腺癌内分泌治疗疗效如何评价？

我院认为，复发转移性乳腺癌内分泌治疗疗效评价主要以临床症状及转移灶的影像学表现为主。

6. CA153 一直升高，无其他症状，需要换药吗？

综合目前的大量资料，认为 CA153 对乳腺癌患者诊断和疗效评估价值还无法与病理学诊断和影像学证据比，因此该指标不推荐用于乳腺癌的诊断和疗效评估，不应作为开始或改变乳腺癌治疗方案的依据。所以我们推荐继续沿用原治疗方案，除非有明确的疾病进展时，更换药物。

7. 维持内分泌治疗可以与靶向药物联用吗？

研究结果显示，曲妥株单抗联合阿那曲唑一线治疗 Her-2 阳性同时 ER/PR 阳性晚期乳腺癌，无进展生存期、临床获益率和至疾病进展时间均显著优于阿那曲唑单药组。所以 Her-2 阳性与激素受体阳性的绝经后转移性乳腺癌患者，可以采用曲妥珠单抗联合芳香化酶抑制剂治疗。

8. 我之前服用来曲唑（或阿那曲唑），出现疾病进展，我还有什么药物可以选择吗？

2011 年 CNCCN 指南指出非甾体类芳香化酶抑制剂（阿那曲唑或来曲唑）治疗失败可选甾体类芳香化酶抑制剂（依西美坦）、孕激素（醋酸甲地孕酮 / 甲羟孕酮）或氟维司群。

BOLERO-2 临床研究显示：对于非甾体类芳香化酶抑制剂耐药的患者，单用依西美坦可以提高 4.1 个月的无进展生存期，用依西美坦与依维莫司联合可以进一步提高无进展生存期，达 11 个月。

9. 依维莫司是什么药物？

依维莫司（everolimus）是新型的口服哺乳动物雷帕霉素靶蛋白（mammaliantarget of rapamycin, mTOR）抑制剂。mTOR 的过度活化可以导致细胞生长、营养摄取和新生血管生成不受控制，抑制 mTOR 可以对肿瘤细胞产生三重抑制作用。目前 FDA 和欧盟已经批准依维莫司治疗晚期肾癌，室管膜下巨细胞星状细胞瘤，胰腺来源神经内分泌肿瘤，肾血管平滑肌脂肪瘤和晚期激素受体阳性乳腺癌。

10. 依维莫司如何使用？

经过前期临床试验证明，依维莫司与芳香化酶抑制剂、他莫昔芬、氟维司群等内分泌治疗联合使用时的初始剂量是 10mg/d，每日一次口服给药，在每天同一时间服用，可与食物同服或不与食物同时服用。如果患者存在肝功能受损，应根据肝功能分级（Child-Pugh 分级）调整初始剂量。

11. 依维莫司有哪些不良反应？如何处理？

依维莫司用于激素受体阳性的晚期乳腺癌常见的不良反应包括：口炎、皮疹、乏力、腹泻、恶心等。重度的不良反应发生率低。在治疗前临床医师会和患者沟通可能发生的不良反应及处理措施，出现不良反应后患者需及时向医师汇报，根据不良反应的严重程度减量或停药，一般都可以得到很好地控制。

12. 为什么乳腺癌转移了，医生让我选用了依维莫司，一开始没有用？依维莫司对于晚期乳腺癌患者疗效很好吗？

临床医师根据循证医学证据以及患者的个体情况决定患者的治疗方案。依维莫司用于早期乳腺癌辅助治疗的试验 UNIRAD 和 SWOG 试验目前正在进行，尚未得到结果。FDA 和欧盟根据 Bolero-2 试验的结果批准依维莫司治疗激素受体阳性的晚期乳腺癌，试验中依维莫司联合依西美坦治疗组无进展生存时间为 11 个月，对照组的无进展生存时间为 4.1 个月，相对于对照组延长一倍以上。每次随访时以 EORTC QLQ 量表对患者的生活质量进行评估，两组的生活质量无明显差异。依维莫司在延缓疾病进展的同时保证了患者的生活质量。

13. 氟维司群是什么药？作用机制是什么？

氟维司群为竞争性的雌激素受体拮抗剂，其亲合力与雌二醇相似，可阻断雌激素的营养作用而本身没有任何部分激动（雌激素样）作用。其作用机制与下调雌激素受体（ER）蛋白水平有关。

14. 氟维司群的适应证和禁忌证是什么？

适应证：氟维司群可用于在抗雌激素辅助治疗后或治疗过程中复发的，或是在抗雌激素治疗中进展的绝经后（包括自然绝经和人工绝经）雌激素受体阳性的局部晚期或转移性乳腺癌

禁忌证：已知对本品活性成分或任何辅料过敏的患者；孕妇及哺乳期妇女；严重肝功能损害的患者。

15. 氟维司群的副作用有哪些?

氟维司群副作用有: 氟维司群常见的注射部位反应, 虚弱无力, 恶心, 头疼, 肝酶升高。

16. 绝经前的患者为什么不能用氟维司群?

(1) 部分学者认为, 绝经前女性体内的雌激素水平很高, 目前剂量的氟维司群注入体内后, 在组织中的存在相较于雌激素而言浓度很低, 在和雌激素受体结合的过程中处于劣势, 大部分的受体仍然会和雌激素结合, 氟维司群达不到治疗的效果。

(2) 有研究显示, 绝经前患者中使用 750mg 的氟维司群, ki67 水平有所下降。根据临床前研究显示, 氟维司群是剂量依赖性的药物, 所以在绝经前的患者中使用氟维司群可能需要更高的剂量。

(3) 目前氟维司群适应症是绝经后的晚期患者。

17. 氟维司群怎么使用, 怎么保存?

使用方法: 臀部缓慢肌内注射。

保存方法: 2℃～8℃(置冰箱内)保存。为了避光, 应将预填充型注射剂贮于原包装中。

注射前将药品置于常温下 5～10 分钟, 避免低温对注射部位的刺激。

18. 注射氟维司群后出现乏力、虚汗, 这是怎么回事? 怎么处理?

这是氟维司群的不良反应, 当您出现这种不良反应时不用紧张, 平卧休息就能缓解, 有的患者第一次注射后反应会大些, 之后的治疗症状会逐渐缓解。

19. 注射氟维司群后注射部位出现红肿胀痛, 怎么处理?

氟维司群针剂内含有预填充的 5ml 澄明黏稠液体, 患者注射后臀部形成注射包, 部分患者肌注后主诉注射部位疼痛, 在 0020/0021 研究中注射部位不良事件相关的注射数占 1.1%。

随着药物在患者体内的吸收，注射部位的肿胀、疼痛，有些患者2-3天得到缓解，部分患者持续一周或以上。

医生一般建议这类患者对症处理，如热敷、增加下肢的活动等。

20. 放疗能和氟维司群内分泌治疗同时进行吗?

对乳腺癌细胞的内分泌治疗和放疗最合理治疗搭配目前尚无定论。研究应用氟维司群——一种明确有效的临床内分泌替代治疗药物——来评估抗雌激素治疗（氟维司群）联合放疗（F+RT）对于乳腺癌细胞的作用。本研究评估单纯氟维司群治疗和氟维司群联合放疗对激素受体阳性的乳腺癌患者的疗效，以确定是否存在任何积极或消极的影响因素。选用 MCF-7 和四唑盐比色法（MTT）来测定 F+RT 对乳腺癌细胞的影响。研究分为氟维司群 +0、2、4、6 Gy 放疗组。氟维司群联合放疗组与单纯氟维司群辅助内分泌治疗组的疗效进行对比，并用流式细胞仪进行检测。应用 Western Blot 法评估修复蛋白（Ku70, Ku80, DNA-PKcs, Rad51）的相对表达。细胞增殖，单纯放疗对比氟维司群联合放疗为: 2 Gy 剂量: 0.885 ± 0.013 比 0.622 ± 0.029; 4Gy 剂量: 0.599 ± 0.045 比 0.475 ± 0.054; 6Gy 剂量 0.472 ± 0.021 比 0.380 ± 0.018, 总的 $P=0.003$。单独放疗将肿瘤细胞阻滞在 G2/M 期，联合氟维司群放疗可以诱导细胞重分布于 G1 期，可以明显降低 G2 期和 S 期乳腺癌细胞比例（$P < 0.01$）。另外，相较单纯放疗组，联合氟维司群放疗组修复蛋白 DNA-PKcs 和 Rad51 的水平明显下降。氟维司群联合放疗使得肿瘤细胞存活率下降，增加细胞周期阻滞，下调非同源性修复蛋白 DNA-PKcs 和同源重组修复蛋白 RAD51。因此，研究提示，氟维司群联合放疗相对单纯放疗可以增加乳腺癌细胞对放疗的敏感性。这一发现，对于氟维司群联合放疗的临床试验的设计具有重要的意义。

（八）复发转移性乳腺癌的化学治疗

1. 什么样的复发转移性患者可以选用化学治疗？

对于病变进展迅速，有内脏转移（如肝、肺转移），皮肤受侵伴淋巴结转移，初治后无病生存期（DFS）< 2 年，以及既往内分泌治疗无效者，应首选化疗。

2. 转移性乳腺癌的化疗药物选择有什么原则？

一般来说，如果在辅助治疗或一线治疗 1 年以上出现复发或转移，则解救方案仍可使用与原方案相似的方案；如果在辅助或一线方案化疗后很快出现复发或转移，则应考虑更换方案。

3. 转移性乳腺癌化学治疗的首选药物和首选方案有哪些？

2013 年美国 NCCN 乳腺癌诊治指南中建议：

首选单药化疗药物主要有：

蒽环类药物（多柔比星、表柔比星、脂质体多柔比星）

紫杉类药物（紫杉醇、多西他赛、白蛋白结合的紫杉醇）

抗代谢类药（卡培他滨、吉西他滨）

其他微管抑制药物（长春瑞滨）

首选联合化疗方案主要有：

环磷酰胺 + 甲氨蝶呤 + 氟尿嘧啶（CMF）

环磷酰胺 + 多柔比星 + 氟尿嘧啶（CAF/FAC）

氟尿嘧啶 + 表柔比星 + 环磷酰胺（FEC）

多柔比星 + 环磷酰胺（AC）

表多柔比星 + 环磷酰胺（EC）

多柔比星 + 多西紫杉醇或紫杉醇（AT）

多西紫杉醇 + 吉西他滨（GT）

卡培他滨 + 多西他赛（XT）

4. 我是一个乳腺癌患者，已经用了 7种化疗方案，病情再次进展，还可以换用不同化疗方案治疗吗？

可以。

（九）复发转移性乳腺癌的放射治疗

1.复发转移乳腺癌患者可以接受放疗吗？接受放疗的时机如何选择？

根据初次治疗手术方法的不同，局部-区域复发的患者可以归纳为两类：保乳术后同侧乳房复发和乳房切除术后的局部复发和区域淋巴结复发。保乳术后局部复发的放疗建议采用与首次治疗不同的技术，如近距离插植或三维适形外照射，使得两次照射的靶区外正常组织高剂量区域不完全叠加，减少后期放射损伤。乳房切除术后的局部复发和区域淋巴结复发的治疗目的是有效控制局部疾病，尽可能减少或延迟后续远处转移的发生。治疗原则为手术切除（如果有手术可能）、放疗和全身治疗。由于复发灶单纯手术切除的后续再次复发率可达 60%~75%，放疗是局部-区域复发患者的综合治疗的主要手段之一已达成共识。

（十）复发转移性乳腺癌的分子靶向治疗

1. 转移性乳腺癌联合分子靶向药物的治疗方案有哪些？

一线治疗：

（1）曲妥珠单抗联合紫杉醇

曲妥株单抗与化疗联合应用的Ⅲ期 H0648g 临床试验发现，化疗（多柔比星／表柔比星+环磷酰胺方案或紫杉醇方案）加用曲妥珠单抗后患者的肿瘤缓解率、DFS 和 OS 都有显著提高。

（2）曲妥株单抗联合多西他赛

多西他赛联合曲妥株单抗的试验也显示了较好的疗效，一线治疗晚期乳腺癌有效率 63%~70%（M77001）。

（3）曲妥株单抗联合长春瑞滨

Ⅱ期临床研究显示，长春瑞滨联合曲妥株单抗一线治疗晚期乳腺癌有效率52% – 84%。

（4）曲妥株单抗联合内分泌治疗

Ⅲ期随机临床研究（TAnDEM 试验）表明，曲妥株单抗联合阿那曲唑治疗Her–2 阳性转移性乳腺癌的疗效优于阿那曲唑单药。

2. 复发转移性乳腺癌进行分子靶向治疗时病情再次进展，该怎么办？

临床研究显示，持续应用曲妥珠单抗抑制 Her–2 过表达有助于控制乳腺癌细胞的生长，而停止使用曲妥珠单抗后，肿瘤生长加速，若患者曾经治疗有效而其后出现疾病进展有时不一定需要停药，临床中可以根据具体情况采取以下策略。

（1）继续使用曲妥珠单抗，更换其他化疗药物 Hermine 研究显示，在一线食用曲妥珠单抗出现病情进展后，继续使用曲妥珠单抗，比停止使用曲妥珠单抗预后更好。在 GBG26/BIG03–05 随机临床试验中，曲妥珠单抗治疗疾病进展转移性 Her–2 阳性乳腺癌，随机分为单用卡培他滨和卡培他滨联合曲妥珠单抗，结果显示疾病进展后继续使用曲妥珠单抗治疗可取得更长的无疾病进展时间。因此，Her–2 阳性乳腺癌患者联合化疗后出现疾病进展时，建议保留曲妥珠单抗，同时更换其他联合化疗方案

（2）拉帕替尼联合卡培他滨临床研究表明，曲妥珠单抗治疗失败的乳腺癌，拉帕替尼联合卡培他滨相较单用卡培他滨虽未能显著延长 OS（15.6 个月 vs15.3 个月），但 TTP 时间延长，同时联合组的脑转移发生率明显嫌少，两组不良反应的发生率相似。所以在使用曲妥珠单抗方案治疗后疾病出现进展的 Her–2 阳性的患者也可以选择拉帕替尼联合卡培他滨作为后续治疗。

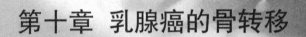

第十章 乳腺癌的骨转移

（一）乳腺癌骨转移的概况

1. 什么叫乳腺癌的骨转移？

顾名思义乳腺癌骨转移就是指：人体乳腺的癌细胞通过血液循环转移到骨骼，并在骨骼局部生长，造成骨破坏。

2. 骨转移多发生在哪些部位？

骨转移多发生在肋骨、胸骨、胸椎及腰椎等部位。

3. 乳腺癌骨转移是如何发生的？

乳腺癌骨转移都是由血行转移的。除了经由肺转移进入体循环发生的血行转移外，还可以通过肋间静脉进入椎静脉系统发生转移，直接向颅骨、脊椎及骨盆等处进犯，所以由椎静脉血行转移是骨转移的一条重要途径。

4.乳腺癌骨转移的发生几率大吗？

乳腺癌骨转移在复发转移性乳腺癌的病程中发生率为 65%～75%。乳腺癌远处转移中，首发症状为骨转移者占 27%～50%。

（二）乳腺癌骨转移的临床表现

1. 乳腺癌骨转移有哪些症状？

乳腺癌骨转移早期往往没有任何症状或体征，有时表现为轻微的疼痛。当肿瘤细胞广泛转移破坏骨组织、侵犯骨膜或形成病理性骨折时可产生剧烈疼痛。长期骨转移可形成病理性骨折，最终压迫骨髓造成截瘫。

2. 乳腺癌骨转移有什么特点？

伴有疼痛的骨转移严重影响患者的生活质量，但骨转移本身一般不直接威胁患者生命；有效的治疗手段多，不合并内脏转移的患者生存期相对较长。

（三）乳腺癌骨转移的并发症

1. 乳腺癌骨转移有什么并发症吗？

骨痛、骨损伤、骨相关事件（SREs）及生活质量降低是乳腺癌骨转移的常见并发症。

2. 什么叫骨相关事件？

所谓的"骨相关事件"的定义，就是在临床实验中表明药物临床研究的观察终点，包括：骨痛加剧或出现新的骨痛，病理性骨折（椎体骨折、非椎体骨折），椎体压缩、变形，脊髓压迫，骨放疗，骨转移病灶进展，高钙血症。

（四）乳腺癌骨转移的诊断方法

诊断乳腺癌骨转移需要做哪些检查？

目前骨转移的检查及诊断主要是依据影像学方法，如放射性核素全身骨显像（ECT）、X线平片、CT扫描、MRI扫描、PET-CT扫描等。MRI检查是诊断恶性肿瘤骨转移的最佳方法之一。

（五）乳腺癌骨转移的治疗

1. 乳腺癌骨转移的治疗目标是什么？

（1）预防和治疗骨相关事件。

（2）缓解疼痛。

（3）恢复功能，改善生活质量。

（4）控制肿瘤进展，延长生存期。

2. 治疗乳腺癌骨转移的方法有哪些?

乳腺癌骨转移已经是一种全身性疾病,可以选择的治疗手段包括:

(1) 化疗、内分泌治疗、分子靶向治疗等。

(2) 双膦酸盐治疗。

(3) 手术治疗。

(4) 放射性治疗。

(5) 镇痛和其他支持治疗。医生应该根据患者的具体病情制定个体化的综合治疗方案。

3. 什么样的乳腺癌骨转移适合选择化疗? 如何选择化疗的药物和方案?

原则上疾病进展迅速的复发转移患者应首选化疗。乳腺癌骨转移患者,如果 ER 和PR 均阴性、术后无病间隔期短、疾病进展迅速、合并内脏转移、对内分泌治疗无反应,则应考虑化疗。推荐用于转移性乳腺癌化疗的药物包括:蒽环类、紫杉类、卡培他滨、长春瑞滨、吉西他滨。可以选择的化疗方案有:CMF、CAF、AC、AT、XT、GT 方案。辅助治疗仅用内分泌治疗而未用化疗的患者可以选择 CMF、CAF、AC 方案。辅助治疗未用过蒽环类和紫杉类化疗的患者首选AT 方案(如CMF 辅助化疗失败的患者);部分辅助治疗用过蒽环类和(或)紫杉类,但临床判定为耐药和治疗失败的患者也可使用AT 方案。蒽环类辅助治疗失败的患者可以选择的方案有:XT(卡培他滨联合多西他赛)和GT(吉西他滨联合紫杉醇)方案。紫杉类治疗失败的患者,目前尚无标准方案推荐,可以考虑的药物有卡培他滨、长春瑞滨、吉西他滨和铂类,可以单药或联合化疗。但单纯骨转移患者一般不采用联合化疗。

4. 什么样的乳腺癌骨转移适合选择内分泌治疗? 如何选择药物和方案?

原则上疾病进展缓慢的激素反应性乳腺癌患者可以首选内分泌治疗。

绝经后复发转移乳腺癌,一线内分泌治疗的首选药物为第三代芳香化酶抑制剂,包括阿那曲唑、来曲唑、依西美坦;

绝经前复发转移乳腺癌患者可以首选化疗，适合或需要用芳香化酶抑制剂作为内分泌治疗时，可以采取有效的卵巢功能抑制（药物性或卵巢切除）联合芳香化酶抑制剂。

5. 什么样的乳腺癌骨转移患者适合选择分子靶向治疗？

原则上对于 Her-2 过表达的乳腺癌骨转移患者应考虑含曲妥珠单抗的治疗方案。

6. 乳腺癌骨转移的双膦酸盐治疗

（1）双膦酸盐是什么药物？它治疗乳腺癌骨转移的原理是什么？

双膦酸盐是焦膦酸盐分子的稳定类似物。破骨细胞聚集于矿化骨基质后，通过酶水解作用而导致骨重吸收，而双膦酸盐恰恰可以抑制破骨细胞介导的骨重吸收作用，还可抑制破骨细胞的成熟，并抑制成熟破骨细胞的功能和破骨细胞在骨质吸收部位的聚集，同时抑制肿瘤细胞扩散、浸润和黏附于骨基质。双膦酸盐可预防骨质疏松，也可治疗恶性肿瘤引起的高钙血症、缓解骨痛，亦可预防和治疗实体瘤骨转移患者和多发性骨髓瘤患者的骨骼损害。

SRE 对恶性肿瘤骨转移及骨质疏松患者的生活质量具有至关重要的影响，SRE 包括病理性骨折；脊髓压迫；为了缓解骨痛、预防和治疗病理性骨折或脊髓压迫而进行放疗；骨骼手术；恶性肿瘤所致高钙血症。

临床研究已经证实，双膦酸盐可有效治疗恶性肿瘤的骨转移。正如英国国家卫生与临床优化研究所（NICE）建议，这类药物目前正被广泛用于治疗晚期乳腺癌患者的骨并发症。而随后的临床研究证明，双膦酸盐可预防乳腺癌骨转移患者发生 SRE。乳腺癌骨转移患者的预期生存期如果≥ 3 个月，且肌酐低于 3.0 mg/dl，则在接受化疗和激素治疗的同时应及时给予双膦酸盐治疗。

（2）双膦酸盐药物有哪些种类？

双膦酸盐药物目前已有三代：

第一代双膦酸盐：以氯膦酸二钠为代表，该药于 30 年前已开始用于临床。氯膦酸二钠口服制剂可方便在家使用,也方便与口服化疗药物和内分泌药物联合使用。

第二代双膦酸盐:包括帕米膦酸钠、阿仑膦酸钠,抑制骨吸收的作用强于第一代药物。

第三代双膦酸盐:包括唑来膦酸和伊班膦酸,在作用强度和疗效方面比第二代又有了进一步的提高。

(3)双膦酸盐对乳腺癌骨转移有什么改善?

乳腺癌骨转移患者因为溶骨性骨损害会出现一系列并发症,如骨痛、骨折等,骨相关事件(SREs)包含高钙血症、病理性骨折、骨髓压迫、骨痛、需要治疗的骨放疗以及骨手术,临床上采用骨相关事件来评价骨病变的程度和疾病对患者的影响,也用于评价药物的疗效;双膦酸盐能改善骨骼健康状况及降低骨相关事件风险的疗效可靠,而且可以与化疗、放疗、手术、内分泌治疗等常规抗癌药物联合应用,也可与阿片类止痛药联合用药,荟萃分析结果显示双膦酸盐是恶性肿瘤骨转移综合治疗的基础用药,可以说双膦酸盐对于骨转移的治疗是直接、根本、必不可少的。

(4)双膦酸盐用药的原则是什么?

双膦酸盐治疗时,一定要遵循医嘱,要坚持早期、规律、长期使用。

①确诊骨病后立即使用,确诊后立即使用与延迟使用相比,能显著推迟骨相关事件的发生。

②长期:坚持至少2年的治疗时间,乳腺癌骨转移对骨骼的破坏是一个长期的过程,坚持长期使用双膦酸盐能有效减少骨相关事件的发生次数,提高生活质量,还能延长乳腺癌患者的生存期。

③规律:1月1次的按时使用,治疗间隔过长,不规律使用会显著增加骨相关事件的发生风险。

(5)应用双膦酸盐会有哪些不良反应?应该如何预防与处理?

使用双膦酸盐可能出现以下副作用,但发生率低,可以有效预防和管理。

①感冒样症状:是最常见的副作用,表现为轻、中度一过性发热,可以通过减

慢输注时间和预防用非甾体消炎药来预防，如果症状较严重，应及时联系医生采取相应的治疗措施。

②继发性肾功能不全：应用双膦酸盐类药物可有肾功能不全的不良事件，只要根据肌酐清除率及时调整药物剂量，就会获得良好的肾脏安全性。

③颌骨坏死（ONJ）：在长期应用唑来膦酸治疗的过程中，ONJ 是罕见的不良事件，采取预防措施能减低颌骨坏死发生率发生风险达 76%，所以预防措施很有效，也很重要，应做到以下几点来预防 ONJ：首先要保持个人日常口腔卫生；尽量避免口腔侵入性操作；如果出现可疑症状要及时就诊于口腔科。

（6）我是一名乳腺癌患者，在进行第三代芳香化酶抑制剂治疗后，医生为什么让我每半年注射一次双膦酸盐？

中国抗癌协会乳腺癌诊治指南与规范（2013 版）推荐应用第三代芳香化酶抑制剂治疗的患者每半年注射一次双膦酸盐以保护骨骼，抑制骨转移的发生。

7. 乳腺癌骨转移的手术治疗目的是什么? 方法有哪些?

目的：提高患者的生活质量，骨外科技术的进步可最大限度的解决癌症骨转移患者肿瘤压迫神经的问题，并可减轻疼痛、恢复肢体功能，从而改善患者的生活质量。应对骨转移患者密切随访观察，早期发现骨转移灶，对具有潜在病理骨折的长骨是否需要手术作出恰当的判断是提高患者生活质量的重要保证。

方法：外科手术治疗乳腺癌骨转移的方法包括：骨损伤固定术、置换术和神经松解术。固定术可以考虑选择性地用于病理性骨折或脊髓压迫、预期生存时间 > 4 周的乳腺癌骨转移患者。预防性固定术可以考虑选择性地用于股骨转移灶直径 > 2.5 cm、股骨颈骨转移、骨皮质破坏 > 50% 或预期生存时间 > 4 周的乳腺癌骨转移患者。

8. 乳腺癌骨转移的放射治疗

（1）放射治疗对于乳腺癌骨转移有什么作用?

放射治疗通常作为乳腺癌骨转移的姑息性疗法，具有很好的疗效，其主要作用是：缓解骨疼痛和减少病理性骨折的危险。

（2）放射治疗有哪些方法？

放射治疗方法包括体外照射和放射性核素治疗两类。

（3）体外照射主要适合于什么样的患者？

体外照射是骨转移姑息治疗的常用有效方法。体外照射主要适应症是：有症状的骨转移灶，用于缓解疼痛及恢复功能；选择性用于负重部位骨转移的预防性放疗，如脊柱或股骨转移。骨转移单次照射技术尤其适合于活动及搬动困难的晚期癌症患者。

（4）体外照射治疗的疗效怎么样？

通常体外照射4周内即会出现疼痛缓解。

（5）放射性核素治疗的疗效怎么样？

放射性核素治疗对缓解全身广泛性骨转移疼痛有一定疗效，但是有些核素治疗后骨髓抑制发生率较高，而且恢复较缓慢，约需12周，可能会影响化疗的实施。因此，放射性核素治疗的临床使用应充分考虑选择合适的病例和恰当的时机。

（6）骨转移的骨痛可以仅仅依靠放疗来缓解吗？

放疗缓解骨痛的显效需要一定的时间，因此对于在放射治疗明显显效前的病人，及放射治疗不能完全控制疼痛的病人，仍然需要根据病人的疼痛程度使用止痛药，以及必要的双膦酸盐治疗。

9. 乳腺癌骨转移会导致骨痛，有什么办法可以止痛？用来止痛的药物有哪些？

止痛药是缓解乳腺癌骨转移疼痛的主要方法。骨转移疼痛的止痛药治疗应遵循WHO癌症三阶梯止痛指导原则：首选口服及无创给药途径，按阶梯给药，按时给药，个体化给药及注意细节。止痛药物包括非甾体类抗炎止痛药、阿片类止痛药、辅助用药。常用的非甾体抗炎药包括：乙酰氨基酚、布洛芬、双氯芬酸钠、萘普生、塞来昔布、氯诺昔康等；常用的阿片类止痛药包括：吗啡缓释片、芬太尼透皮贴剂、羟考酮控释片、吗啡即释片、可待因、美沙酮等；辅助用药包括：三环类抗抑郁药、抗惊厥药、神经弛缓剂和糖皮质激素类等。

（六）乳腺癌骨转移的预后及预防

1. 乳腺癌骨转移的患者应该如何保护骨骼?

（1）尚未发生骨折的患者:多喝牛奶和适当锻炼这是两个促进骨骼健康成长的最有效手段,除此之外,我们应该需要合理的膳食,远离烟酒这些有害健康的物品,并要多晒太阳,阳光是最好的营养剂,既可以杀死一些细菌,还能促进骨骼里面的维生素 D 有效吸收。

（2）已经发生骨折的患者:皮肤护理对长期卧床特别是对石膏固定和截瘫的患者尤为重要。石膏固定的患者,应保持皮肤清洁、干燥,床单需要平整无皱折,截瘫的患者应每 2 小时翻身一次,并用 50% 的酒精或滑石粉按摩受压部位,以防褥疮的发生;长期卧床的患者,如不进行适当的活动,应将伤肢保持在适当的功能位置,在床上活动,如做大腿肌肉收缩、足趾和踝关节运动。在不影响骨折固定愈合的情况下,患者也可扶持他人或借助双拐的力量,早期下床活动,但活动量要从小到大逐渐进行,切记急躁。

2. 乳腺癌骨转移后治疗最可观的效果是什么?

乳腺癌骨转移综合治疗的主要目标有:

（1）预防和治疗骨相关事件;

（2）缓解疼痛;

（3）恢复功能,改善生活质量;

（4）控制肿瘤进展,延长生存期。

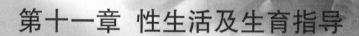

第十一章 性生活及生育指导

(一)月经

1. 乳腺癌化疗患者引起月经紊乱或者停经正常吗?

正常.由于化疗物质对卵巢功能有所损害,会引起月经不调以及停经情况,但是对于化疗前没有绝经的妇女,此时停经不能作为判断绝经的依据,因为化疗期间会停止排卵或无月经,但化疗结束后卵巢功能仍可能恢复正常。

2. 化疗引起的闭经情况能否有所恢复?

化疗对卵巢的损害程度不同,会导致出现暂时性闭经与永久性闭经两种情况,大多数年龄小于35岁的妇女在完成辅助化疗后的两年内可恢复正常;永久性闭经则不能恢复。

3. 暂时性闭经与永久性闭经受哪些因素影响?

闭经是由于卵巢功能损伤所引起,其程度取决于患者年龄、种族、化疗药物的毒性和用药量。高龄患者相对来说更易出现永久性闭经(绝经)。

(二)性生活

1. 乳腺癌病人可以有性生活吗?

手术后不久和仍在化疗的乳腺癌患者,体质虚弱,不宜进行性生活,病情稳定后,可适当恢复性生活。适度和谐的性生活不仅可以增进夫妻之间的感情,还可以愉悦精神提高身体的免疫力从而达到增强抗病能力降低疾病复发的效果。

2. 乳腺癌患者什么时候可以进行性生活?

何时开始性生活,不能一概而论,应按个人情况而定。乳腺癌术后若无并发症,身体状况良好,出院即可恢复正常的性生活。美国49%的乳腺癌女性,在出院后一个月内即恢复性生活。但也应承认可能会因乳房缺失给患者和配偶带来的不便和窘迫,会因身体缺陷而羞于暴露,患者与配偶都应有一段适应期。这段时间应加强沟通,度过适应期。

3. 乳腺癌会不会通过性生活而传染，或复发？

乳腺癌不会因性生活而传染给对方，也不会因适度性生活引起复发。

4. 如何克服由于乳房缺失造成性生活障碍的心理问题？

乳房切除后，面对乳房缺失时的心理变化导致的性生活障碍，需要夫妻双方加强交流。乳房在日常生活和性生活中发挥重要作用，乳腺癌手术后身体发生了变化，很多女性认为破坏了形象，或者至少不再性感了。请记住，从生理角度看，不仅仅抚摸乳房能达到性高潮，身体很多其他部位对爱抚或摩擦反应也很敏感。

5. 如何克服由于瘢痕导致的性生活障碍的心理问题？

如何看待瘢痕这个问题也很重要，有的患者过于倾向于瘢痕的掩盖，并且完全不能触摸这个部位。相反，还有的患者不愿意掩饰手术痕迹，尤其渴望被对方接受，被触摸。因此每个人必须自己决定，她想如何以及如何应对身体变化，并且勇于与伴侣交流。

6. 如何更好地使乳腺癌患者术后双方共同接受性生活？

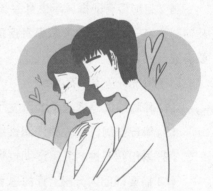

开诚布公地对话是关键。如果不能确定伴侣是否正确理解了你的行为，你自己也不知道伴侣需要什么？那你和伴侣应坦诚的交流，一定要确保开诚布公的讨论你的恐惧、欲望和需要。

7. 术后第一次讨论性生活有哪些技巧？

术后首次关于性生活的谈话，应选择一个恰当的时间和地点，无人打扰为宜，并确保彼此有充足的时间谈论，讨论应开诚布公，询问你的伴侣有什么需要，相互聆听，让每个人听完对方讲了些什么，不要担心找不到恰当的措辞，最重要的是要勇于开始。

8. 乳腺癌患者性生活应注意什么?

女性在手术后的康复期应要求丈夫要支持理解自己,加深夫妻之间的感情,及早恢复适度的性生活,但每次时间不宜太长,动作不宜过猛。应注意节省女性的体力和减少对乳房的压迫及刺激。

(三)妊娠与生育

1. 乳腺癌患者可不可以妊娠?

对于没有妊娠的乳腺癌患者,能否妊娠取决于患者本人是否还有怀孕的机会和能力,因为乳腺癌的化疗、放疗、内分泌治疗等都对卵巢功能有影响,导致不易妊娠;对于有生育需求的年轻乳腺癌患者,医生在治疗过程中会注意充分保护患者的卵巢功能,如应用戈舍瑞林进行卵巢功能保护。

2. 乳腺癌患者术后什么时候能够妊娠?

虽然目前没有证据显示生育会影响乳腺癌患者的预后,但在选择是否生育,以及何时生育时必须充分考虑患者疾病复发的风险和治疗对后代的影响,与患者也要有充分的沟通。

以下情况可考虑生育:

(1)乳腺原位癌患者手术和放疗结束后。

(2)淋巴结阴性的乳腺浸润性癌患者手术后 2 年。

(3)淋巴结阳性的乳腺浸润性癌患者手术后 5 年。

(4)需要辅助内分泌治疗的患者,在受孕前 3 个月停止内分泌治疗(例如诺雷得、三苯氧胺或其他 SERMs),直至生育后哺乳结束,再继续内分泌治疗。

3. 乳腺癌治疗期间可以采取哪些避孕措施?

无论患者的激素受体状态如何,都不推荐使用雌激素进行避孕,其他避孕方法包括宫内节育器(IUD)或避孕套都可以使用。对于不想怀孕者,可以接受输卵管结扎术或配偶接受输精管结扎术。

4. 乳腺癌患者治愈后有生出正常健康孩子的可能吗?

乳腺癌与遗传有关,但不属于遗传病,也就是说子女不是 100% 不健康,但孩子的患病几率要大于其他健康父母生下的孩子。

5. 乳腺癌患者妊娠会不会致使疾病复发?

妊娠期间内分泌功能、免疫功能会有极大波动,可以促使癌症的复发和转移,也给治疗带来很多困难,影响疗效对于早期乳腺癌患者。术后至少两年以后妊娠可以防止复发和转移,而对于 III、IV 期乳腺癌患者由于病情严重建议避免妊娠。

6. 乳腺癌保乳治疗后能否进行哺乳?

保乳治疗后进行哺乳并非禁忌,但是剩余乳腺分泌的乳汁质和量可能下降,或可能缺乏某些所需的营养成分。化疗和内分泌治疗期间应避免哺乳。

(四)妊娠哺乳期乳腺癌

1. 什么是妊娠哺乳期乳腺癌?

妊娠哺乳期乳腺癌为怀孕期间及分娩后一年内确诊的乳腺癌。

2. 妊娠期乳腺癌能做哪些诊断性检查?

(1)超声检查:体检发现乳腺肿块时,应首选超声对双乳及双侧腋窝进行检查。该检查能鉴别实性及囊性结节,敏感性及特异性也较高,并且无辐射,对胎儿的生长发育基本没影响。

(2)钼靶:在安全屏蔽胎儿后可以对妊娠期女性进行双乳钼靶检查。钼靶检查对胎儿的辐射大约为 0.004 mGy,远低于造成胎儿畸形的阈值(0.05 Gy)。由于妊娠期乳腺较致密，多少会降低钼靶的敏感性。尤其当超声、穿刺活检等明确乳腺癌诊断后，需要行双乳钼靶排除双侧或多灶性乳腺癌。

（3）乳腺 MRI 检查：由于乳腺 MRI 检查通常需要做增强显影，而研究显示增强显影所使用的钆离子可以通过胎盘屏障导致胎儿畸形。因此，在选择乳腺 MRI 检查时需要特别谨慎。如确实需要，建议选择更安全的造影剂如钆喷酸葡胺。

3. 妊娠期发生乳腺癌需不需要终止妊娠？

是否终止妊娠取决于综合治疗的需要，目前，尚无证据表明终止妊娠可以改善患者的生存，终止妊娠不影响生存率，甚至可能会降低生存率。

4. 妊娠期间乳腺癌患者能不能进行手术治疗？

妊娠任何阶段均可选用手术治疗，且多数麻醉药对胎儿无明显不良影响，不用对手术存在太大心理压力。

5. 妊娠期间乳腺癌患者能不能进行化疗？

妊娠头 3 个月是胎儿器官形成时期，这时候给予化疗，导致胎儿畸形的危险最大，相对而言，妊娠中 3 个月和后 3 个月诊断的患者，可给予化疗，此期化疗与胎儿畸形无明显关联。

6. 妊娠期间乳腺癌患者能不能进行放疗？

整个妊娠期间应禁止放疗，放疗对胎儿影响较大，可能致畸，是对妊娠晚期胎儿影响尤其大。

7. 妊娠期间乳腺癌患者能不能进行内分泌治疗？

内分泌药物可能干扰孕妇体内的性激素环境，因此妊娠期乳腺癌患者在分娩期不建议接受内分泌治疗。妊娠期患者接受他莫昔芬治疗可能对胎儿造成损害，并可能导致颅面部畸形、生殖器畸形和死胎。

8. 年轻乳腺癌患者生育能力保全方面有何方法？

在化疗期间，使用促性腺激素释放激素（GnRH）类似物如戈舍瑞林抑制卵巢功能，从而使卵巢功能在化疗期间处于休眠状态，避免化疗药物损伤卵泡，可以在一定程度上保全生育能力。

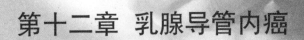

第十二章 乳腺导管内癌

1. 什么是乳腺导管原位癌？

乳腺导管原位癌（ductal carcinoma in situ, DCIS），亦称为导管内癌，属于乳腺浸润性癌的前驱病变，是一类非全身性的导管内局部病变。乳腺癌病理组织学分类中按细胞核形态将 DCIS 分为低、中、高三个级别，不同级别的 DCIS 可能具有不同的遗传学起源和发生背景。

2. 如何确诊乳腺导管内癌？

乳腺导管内癌的诊断必须要以病理充分取材为前提，在排除潜在的浸润成分以后，方可确诊。空心针活检、局部切取活检，以及对病灶的不充分取材都不是确诊乳腺导管内癌的最后依据。

3. 乳腺导管内癌的治疗原则是什么？

乳腺导管内癌的治疗以局部治疗为主，目的是降低局部复发率。治疗方式包括局部病灶广泛切除联合或不联合全乳放疗，以及全乳房切除术。必要时对激素受体阳性患者辅以内分泌治疗（如他莫昔芬），主要目的是降低局部复发、预防同侧和对侧再发。对乳腺导管内癌患者，没有证据提示化疗能带来生存获益；也没有证据显示 Her-2 阳性（针对导管内癌成分）患者能够从曲妥珠单抗治疗中获益。

4. 对于乳腺导管内癌患者，在做局部病灶广泛切除后，如何处理腋窝淋巴结？

对于腋窝淋巴结的处理，不推荐对乳腺导管内癌患者行腋窝淋巴结清扫。对于粗针穿刺获得乳腺导管原位癌病理诊断的患者，可以考虑先做前哨淋巴结活检明确腋窝状态后再决定下一步治疗方案。

5. 乳腺导管内癌患者，已行局部病灶广泛切除，什么时候可以开始全乳放疗？

全乳房放疗在术后乳腺切口愈合后就可以开始，中国抗癌协会《乳腺癌诊治指南与规范》（2013 版）推荐在术后 8 周内开始。

6. 哪些乳腺导管内癌患者可以行辅助内分泌治疗? 其目的是什么? 内分泌药物剂量如何?

ER/PR 阳性的乳腺导管内癌患者可行辅助内分泌治疗(注意: 若单纯以预防对侧第二原发乳腺癌为目的, 激素受体阴性患者也可接受他莫昔芬预防用药)。

辅助内分泌治疗的目的是降低同侧复发及对侧第二原发乳腺癌。药物剂量为: 放疗结束后建议采用他莫昔芬 20mg/d(10g, 每日 2 次)×5 年, 治疗期间应每半年至 1 年行 1 次妇科检查。对于老年(> 65 岁)、伴有心血管疾病的患者, 应充分权衡他莫昔芬带来的获益与心血管事件(尤其是血栓)风险的利弊。

7. 乳腺导管内癌患者可以行全乳房切除术吗?

所有不适合或拒绝接受保留乳房治疗的患者可以行全乳房切除术。方法包括单纯乳房切除术、保留乳头乳晕的全乳房切除术(病灶位于乳头、乳晕的不适用)、保留皮瓣的全乳房切除术。值得注意的是, 皮下乳房切除术难以 100% 切除乳腺腺体组织, 因此全乳房切除术并不能完全避免局部复发。

8. 乳腺导管内癌(DCIS)患者行全乳房切除术后, 是否需行放疗及辅助内分泌治疗?

行全乳房切除术后不需要联合放疗。是否进行辅助内分泌治疗需要根据患者病情及意愿, 与医生沟通后决定:

(1)对于行全乳切除的 DCIS 患者, 他莫西芬的作用以降低对侧原发乳腺癌为主, 对降低复发转移的作用很小, 可以不考虑辅助内分泌治疗;

(2)全乳切除术不保证 100% 切除患侧乳腺腺体, 也可考虑行辅助内分泌治疗;

(3)目前我们推荐: DCIS 患者行患侧乳房全乳切除术后行他莫西芬辅助内分泌治疗 3~5 年, 同时辅以中医中药治疗;

(4)目前乳腺导管内癌仍然是相关基础及临床研究的热点, 以上辅助内分泌治疗的选择可能随着研究的进展发生变化。

9. 乳腺导管内癌患者可以行单纯局部切除术吗?

根据中国抗癌协会《乳腺癌诊治指南与规范》(2013 版),目前单纯局部切除术仅推荐用于个别年龄 > 70 岁,或伴有严重内科疾病,或因其他原因无法接受全乳房切除术和全乳放疗,或 Van Nuys 预后指数提示低危的患者。

10. 什么是 Van Nuys 预后指数 (VNPI)?

VNPI=A+B+C+D

A= 肿瘤大小

　　1: ≤ 15 mm

　　2: 16 ~ 40 mm

　　3: ≥ 41 mm

B= 切缘情况

　　1: ≥ 10 mm

　　2: 1 ~ 9 mm

　　3: ≤ 1 mm

C= 细胞核分级

　　1: 第 1 级

　　2: 第 2 级

　　3: 第 3 级

D= 年龄

　　1: ≥ 60 岁

　　2: 40 ~ 60 岁

　　3: ≤ 40 岁

国外某些学者采用 VNPI 作为一个客观的指标以协助临床医生对乳腺导管内癌治疗方式进行决策。如上表,VNPI 对乳腺导管内癌患者按肿瘤大小、手术切缘、细胞核分级、患者年龄 4 个方面综合考虑。VNPI10 ~ 12 分者建议行全乳切除术; 4 ~ 6 分者可行单纯局部切除术; 7 ~ 9 分者则建议行局部广泛切除联合全乳放疗。

然而,目前对于 VNPI 的临床应用价值仍有争议,因此仅供临床医师参考。

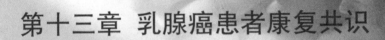

第十三章 乳腺癌患者康复共识

1. 什么是乳腺癌的康复治疗?

康复包括生理功能的恢复、心理状态的调整以及社会活动能力的恢复。行乳腺癌的康复治疗的目的是在乳腺癌正规治疗同时或结束后,帮助患者恢复机体生理功能、调整心理状态,并且能够回归社会,重建被疾病破坏了的生活。

康复治疗包括患侧肢体功能的恢复,营养和运动、心理状态的调整,性康复指导、生育指导、术后随访指导,提供综合社会支持,恢复社会活动能力。

2. 患侧肢体功能的康复包括哪些内容?

循序渐进的患侧上肢功能锻炼及预防或减轻上肢水肿

(1)功能锻炼有什么原则?

功能锻炼对于恢复患者肩关节功能和消除水肿至关重要,但必须严格遵守循序渐进的顺序,不可随意提前,以免影响伤口的愈合。

(2)循序渐进的方法包括哪些?

①术后 1 ~ 2 天,练习握拳、伸指、屈腕;

②术后 3 ~ 4 天,前臂伸屈运动;

③术后 5 ~ 7 天,患侧的手摸对侧肩、同侧耳(可用健肢托患肢);

④术后 8 ~ 10 天,练习肩关节抬高、伸直、屈曲至 90°;

⑤术后 10 天后,肩关节进行爬墙及器械锻炼。

以上仅为参考,根据患者手术方式及恢复情况适度进行,并不需严格按照时间顺序,严禁强行训练。

(3)功能锻炼的达标要求是什么?

2 周内患侧上臂能伸直、抬高绕过头顶摸到对侧的耳。达标后仍需继续进行功能锻炼。术后 7 天内限制肩关节外展。严重皮瓣坏死者,术后 2 周内避免大幅度运动(皮下积液或术后 1 周引流液超过 50 mL 时应减少练习次数及肩关节活动幅度限制外展)。植皮及行背阔肌皮瓣乳房重建术后要推迟肩关节运动。

(4)如何判断上肢水肿的程度?

一般认定患侧上肢周径比对侧上肢周径长<3 cm 为轻度水肿,3 ~5 cm 为中

度水肿,>5 cm 为重度水肿。

（5）预防和减轻上肢水肿的具体方法有哪些?

①预防感染:保持患侧皮肤清洁;不宜在患肢手臂进行有创性的操作,例如抽血、输液等;洗涤时戴宽松手套,避免长时间接触有刺激性的洗涤液;避免蚊虫叮咬;衣着、佩戴首饰或手表时一定要宽松。

②避免高温环境:避免烫伤;患侧手臂不要热敷,沐浴时水温不要过高;避免强光照射和高温环境。

③避免负重:避免提、拉、推过重的物品;避免从事重体力劳动或较剧烈的体育活动。

④其他:尽快恢复手臂功能;乘坐飞机时戴弹力袖套。

⑤淋巴水肿的自我护理方法:

·轻度或中度淋巴水肿可抬高手臂,沿淋巴走向自下而上向心性按摩,行手臂功能恢复训练,戴弹力袖套。

·重度淋巴水肿患者可戴弹力袖套或进行物理治疗(压力梯度治疗)。如手臂皮肤出现发红或硬度异常、局部皮温升高等症状,考虑伴有淋巴管炎可能,应积极抗感染及对症处理。

3. 营养和运动如何协调?

乳腺癌疾病本身的进展或治疗期间的不良反应均有可能导致患者营养不良,而饮食过剩造成超重,也是乳腺癌患者康复期所面临的问题之一。癌症患者同时也是第二原发癌症、心血管疾病、糖尿病、骨质疏松症的高危人群,合理的营养、健康的生活方式在乳腺癌患者康复期显得尤为重要。维持健康的体重,充足的体力活动以及健康的饮食,可以降低疾病复发风险,提高无病生存的概率。

（1）乳腺癌患者康复治疗中如何注意饮食营养?

目前尚没有证据证明某一类食品及饮食与乳腺癌的复发或转移相关。

①美国癌症学会ACS主要推荐的是遵从富含水果蔬菜粗粮和豆制品的饮食。美国的公共卫生推荐成人每天至少喝 2.0 ~ 3.0 杯蔬菜汁,1.5 ~ 2.0 杯水果汁。一

些观察性研究，乳腺癌存活者的蔬菜和粗粮摄入量高，总体死亡率可降低43%。现在不推荐膳食补充剂（如多种维生素）。

②需要禁忌胎盘及其制品和未知成分的保健品。

（2）乳腺癌患者康复治疗中如何注意运动？

康复期应选择一项适合自己并能终生坚持的有氧运动。推荐进行有规律的锻炼，每周至少150分钟的中等强度锻炼，1周2次的力量训练。可向患者推荐的运动有快步走、骑车、游泳、打太极拳以及有氧舞蹈等。

（3）如何建立健康的生活方式？

①保持正常的体重；

②坚持日常锻炼；

③减少酒精的摄入，不要抽烟；

④慎用保健品。

4. 如何调整心理状态？

乳腺癌患者的不良情绪主要集中在自尊、身体影响、焦虑和抑郁。医护人员需要了解患者的心理变化特点及心理状态调整的过程，以提供必要的心理干预。医护人员可以在认知、决策、应对技能等方面提升患者的自我控制能力，指导患者合理地运用暗示、宣泄等应对技巧，以增加对于困境的忍耐力。避免给予患者过多的同情与怜悯，向患者强调保持常态的重要性，帮助患者尽快摆脱患者角色，积极面对生活。

（1）提供充分信息，帮助患者理性接受患病事实。医护人员可参与患者的认知矫正，帮助她们进行适当的反思，减少错误的想法，减轻患者的恐惧。

（2）帮助患者寻找积极的生存目的，建立生活的信心。医护人员必须及时且正确地评估患者当前的期望，包括患者与其家属之间的依赖关系。帮助患者意识到自身的价值，对家庭其他成员的重要性，以增加其与疾病抗争的信心。

（3）激发患者的承担意识，协助其有效地控制自我。实施以患者为中心的医疗护理模式，帮助患者充分发挥她们的决策权，激发她们的自我承担意识。

5. 性康复指导包括哪些内容?

(1)了解乳腺癌及其治疗对性生活可能产生影响的全部信息。需要告诉她们的是导致女性产生性欲的性激素是雌激素。女性约一半的雌激素是由位于肾脏上方的肾上腺产生的,而卵巢产生另一半的雌激素。女性只需要很少量的雌激素就能维持性欲所需要的正常水平。

(2)无论将采用何种治疗手段,经爱抚获得愉悦的能力不会改变。

(3)试着享受其他感觉性愉悦的方式,伴侣间应该互相帮助,通过触摸和爱抚来达到性高潮。

(4)与伴侣进行关于性问题的交流。沉默是性健康最大的敌人,如果永远不敢开口咨询,那么将永远不会解脱。

相关建议:

(1)改善与伴侣有关性生活方面的沟通。

(2)尝试感性的按摩。

(3)读一本性知识的好书,增加对性的知识和技巧。

(4)增加性幻想。

(5)与伴侣分享自己的性幻想。

(6)鼓励伴侣在性活动中更积极主动。

(7)告诉伴侣以自己喜欢的方法来进行。

6. 生育指导包括哪些内容?

虽然目前没有证据显示生育会影响乳腺癌患者的预后,但在选择是否生育,以及何时生育时必须充分考虑患者疾病复发的风险和治疗对后代的影响,与患者也要有充分的沟通。

以下情况可考虑生育:

(1)乳腺原位癌患者手术和放疗结束后。

(2)淋巴结阴性的乳腺浸润性癌患者手术后2年。

（3）淋巴结阳性的乳腺浸润性癌患者手术后 5 年。

（4）需要辅助内分泌治疗的患者，在受孕前 3 个月停止内分泌治疗（例如诺雷得、三苯氧胺或其他 SERMs），直至生育后哺乳结束，再继续内分泌治疗。

7. 术后随访指导包括哪些内容？

（1）随访意义：早期乳腺癌患者术后应定期随访，以了解患者的生存状况，以及患者对辅助治疗的依从性和不良反应等。

（2）随访时间：术后（或结束辅助化疗后）第 1～2 年每 3 个月 1 次，第 3～4 年每 4～6 个月 1 次，第 5 年开始每年 1～2 次。

（3）随访检查内容：触诊体检、肝脏超声、血生化和血常规。

（4）其他特殊检查：乳房 X 线（每年 1 次），妇科检查（三苯氧胺治疗中每年 1～2 次），骨密度（芳香化酶抑制剂治疗中），每年 1～2 次。

（5）骨扫描、CT 或 MRI 等可用于有症状的患者，但不推荐无症状患者常规应用。

8. 如何提供综合社会支持，恢复社会活动能力？

医护人员可以根据患者的需要，积极调动社会资源，给患者提供帮助、鼓励和支持，最大限度地恢复患者的社会功能。2000 年，澳大利亚颁布了第一个关于对乳腺癌患者支持性照护的循证指南，称为《心理社会的临床实践指南：为乳腺癌患者提供信息、咨询和支持》。指南中特别建议所有的女性都应该得到治疗小组的情感支持和社会支持，也应该得到同辈支持小组的信息和支持。从这一点可以看出，在乳腺癌患者的社会支持网络中，应涵盖专业支持、家庭支持和同辈支持。

（1）专业支持：以提供医学信息和心理支持为主，可以开设康复课程、专业讲座，设立康复热线、康复值班室、康复网站，出版康复相关的书籍等。

（2）家庭支持：以鼓励家属参与患者的诊治和康复过程为主，可以开设家属信息咨询窗口，为家属提供交流平台等。

（3）同辈支持：以康复病友志愿者的参与为主，可以采用病房探视或新病友座谈会的形式，建议在医护人员的专业指导和监督下进行。